認知症ケアの心

ぬくもりの絆を創る

長谷川和夫

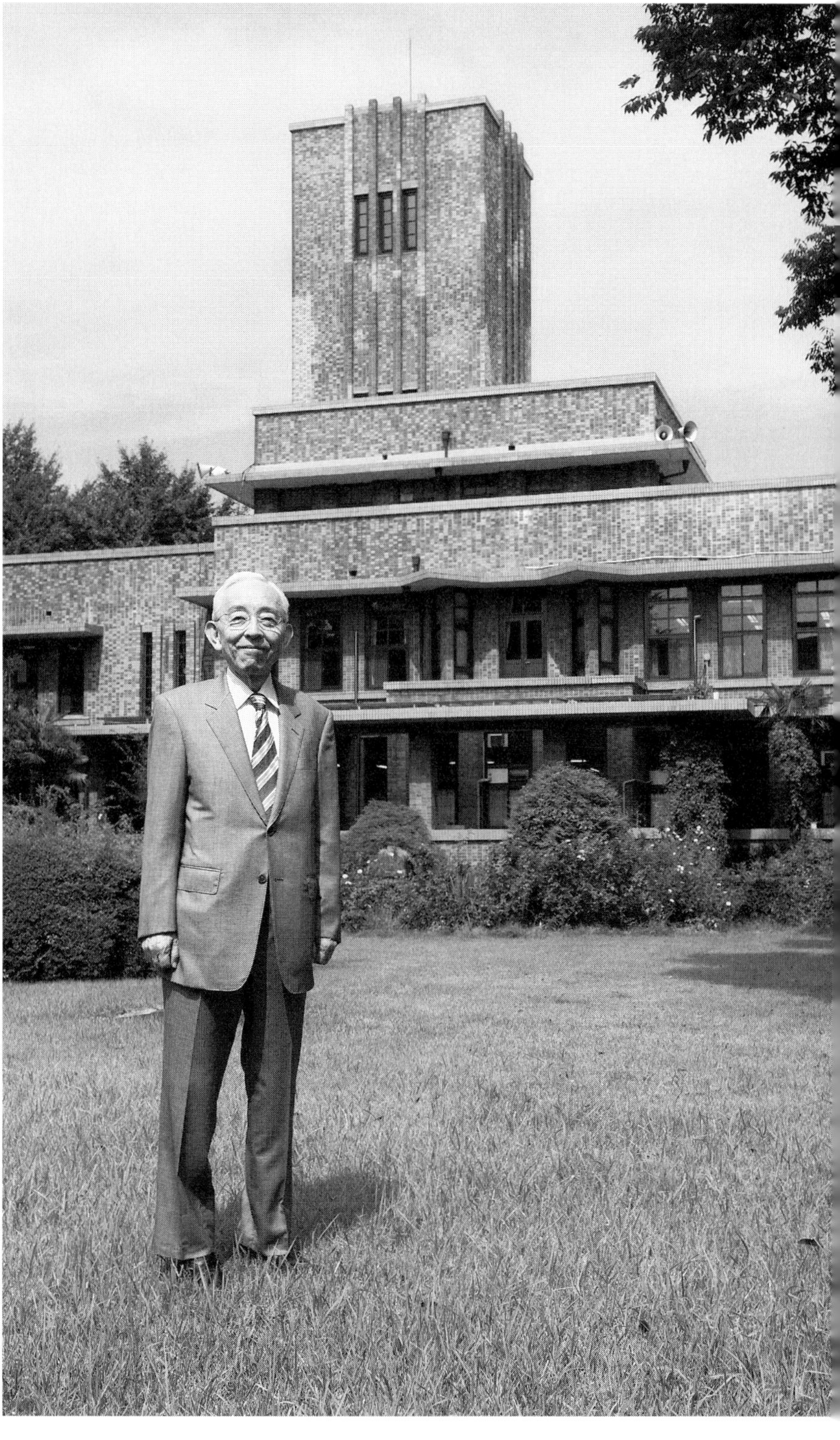

中央法規

はじめに

二〇〇七年の春、中央法規出版からおすすめがあって、「介護・福祉の応援サイト　けあサポ」にて、週一回、一年にわたって、認知症ケアをめぐる私の想いについて、ブログを書きました（「長谷川和夫先生に聞こう！　認知症のエトセトラ」二〇〇七年四月から二〇〇八年三月）。私にとっては予想外の多くの反響がありました。

当初、本書はそのブログを基にして作られる予定でした。しかし、見直しているうちに、私の脳の神経回路が刺激を受けて、新しい発想が出てきました。それが、「絆を創る」ということです。

私たちは生まれた時から、自分と周りとの間に絆を創っていきます。この絆が創れなかったり、あるいは絆を創る意志を失った時に人は孤立して心の平安を失います。また、実は絆は外に向かうだけでなく、内にも向かって自分と自分自身との間にも絆が創り続けられて、本当の自分を発見し、自己を確立していくのだと思います。

私は認知症の医療に携わって約四〇年になりますが、この絆の大切さを認知症の人と家族の方から学びました。認知症ケアとは、まさに絆を失い、絆のズレに苦しむ人を支えるために、ぬくもりのある豊かな絆を再構築することだと思うようになりました。

介護者がぬくもりの絆を創るには、知識や技法とともに心が大切です。目には見えにくい心の部分を伝えることが本書の意図するところです。このような視点で、ブログの原稿は使わず、改めてすべてを書き起こすことにしたのです。

第1部では、「認知症ケアとは、何か」と題して、認知症ケアに求められる知識と技法、理念、認知症の人と向き合う者の心構えをまとめました。第2部では、私自身のこれまでいただいた絆を回想して、現在に至った自分史をまとめてみました。とはいえ、読み返してみると、本邦の認知症の歴史を反映したものになっているように思います。そして、第3部には、私の恩師である新福尚武先生との対談を、『りんくる』第一四号（中央法規出版）より転載させていただきました。

この一書が皆さまの人生に一つの糧となりますように、そして一つの絆になることを心より念願しております。

二〇一〇年秋　長谷川和夫

目次

第2部　臨床の原点から現在に至るまでの歩み　089

装丁・本文デザイン――大下賢一郎
カバー写真――清水知恵子

第1部

認知症ケアとは、何か

一心

ひたすらに力をつくし
想いをつくしましょう
私たちの心を一つにして

第1章

認知症の人と向き合うということ

1 この時代を迎えて

認知症のご本人を中心にしたケアへ

私が認知症の医療に関わってきたのは、一九六八年頃からと記憶していますが、当時からみると認知症をめぐる医療も介護も著しい進化をとげて、まさに隔世の感があります。日本の高齢化率は、二〇〇九年現在、二二・七％に達し、平均余命は男性は七九・五九歳、女性は八六・四四歳で、まさに国際的にも長寿国としてトップランナーになりました。このことは認知症をもつ高齢者数の増加につながっており、二〇一〇年現在、認知症の人はおよそ二〇〇万人とされ、さらに二〇二〇年には約三〇〇万人になると推計されています。

二〇〇四年一〇月、国際アルツハイマー病協会第二〇回国際会議が京都で行われた時、国の内外から認知症のご本人が演台に立って講演をしたり、シンポジウムで発言をして、参加者に多くの感銘を与えました。また、二〇〇四年一二月には「痴呆」から「認知症」へ呼称が改められ、一般国民の認識も変わってきました。

二〇〇六年三月、ある介護施設の主催で「認知症の正しい理解のために」というテーマで講演をした時のことです。いつものように約一時間のお話をさせていただいて、司会者が質問の時間へと進めていきました。三人目の質問者が立ちました。「私は認知症です。通りを歩いていたら認知症の講演会という立て看板がありました。これは私のことだと思って参加しました」と発言しました。司会の女性は驚いて何も言えません。固まってしまいました。私が引き取り、「どうぞ続けてください」と促すと、「私は六八歳、寅年です。退職しています。先日、関西国際空港に行ってきました。帰りの飛行機で若いスチュワーデスが温かい言葉をかけてくれてうれしかったです」と自分の体験を話しました。ほとんどよどみないご発言でしたが、よくみると首から名札、定期、財布などを掛けておられました。しかし参加者は大きな拍手をして彼を歓迎していました。まさにこうした時代になったのです。

後述しますが、トム・キットウッド（Tom Kitwood）のパーソンセンタード ケア（利用者の視点に立つケア）という認知症ケアの理念は、ケアの主流となりつつあります。そしてこの理念に基づいたケアを実践する多くの介護専門職が育成されています。地域の中ですぐれたリーダーとして大成された方々の活躍が希望の光です。

しかし、新しい流れには必ず障害があります。課題も山積しています。光のあるところ必ず影を伴う。ここに一つひとつあげていくことは避けますが、油断をすればすぐに後退するのが現実です。とはいえ、目に見えるものに対しては、その対策を立てることは容易ではないにしても、必ず解決の道は開かれています。

認知症ケアの中心はケアの心

ところで私があえてここに記しておきたいことに、目に見えない大切なことがあります。それはケアの心です。新約聖書ルカによる福音書一〇章に、サマリヤ人の有名な物語があります。イエスキリストに、ある学者が質問をします。「隣人を愛するということについて、隣人とはだれのことですか？」イエスはこたえます。「ある人が旅の途中、追いはぎに襲われ、服をはぎとられ半死半生の目に遭わされた。当時のエリートである祭司や学者が通りかかるが、道の向こう側を選んで去ってしまう。だれもいつ自分も同じ危険に遭うかもしれないので関わらない。ところが普段から差別され一段下に見られていた、異邦人のサマリヤ人は、この人を見て憐れに思い、近寄って傷に油とぶどう酒を注ぎ、包帯をして自分のロバに乗せ、宿に連れていき介抱した。そして翌日になると若干のお金を主人に渡して『帰りにまた寄るから』と依頼した。この三人のうちでだれが追いはぎにあった人の隣人だったと思うか」質問した学者は、「その人を助けた人です」と答えます。このように隣人とは抽象的な概念ではなく、たとえではあるが具体的な行為を示しています。慈悲の心、他者の悲しみを推し量ってケアをする心に注目し、具体的な関わりをもつことです。隣人とは私の隣の人という考えも正しいですが、傷ついた旅人にとっての隣人になれという教えが心をうちます。

認知症になった人やその家族にとって、私たちは常に隣りにいる人、共にいる人、そして慈悲の心、愛の心をもって具体的にその人の望むケアをしていくこと、認知症ケアの中心はケアの心であります。

クリスティーン・ブライデン（Christine Bryden）さんは、自らの認知症の体験を語り、「認知症の人はそれぞれがかつて自分を定義した複雑な認知の表層や、人生を経験するなかでつくられた感情のもつれから離れて、自分の存在の中心へ人生の真の意味を与える魂の核に向かって進んでいく旅の途上にいる。この旅を支えてください」（C・ブライデン著、馬籠久美子・桧垣陽子訳『私は私になっていく』クリエイツかもがわ、二〇〇四年）と述べています。これこそ、スピリチュアル・ケアの本質を表現していると思います。

生きることは老いることであり、老いることは生きることです。認知症をもつ人のケアは、生きることへのケアが究極にあります。常に勇気と希望をもって、認知症になっても安心して暮らせる社会をつくっていくことを目指したいと念願しています。そして認知症ケアの中心になる重要なことは、ケアの心にあることを強調したいと思います。

2 高齢者と関わるということ

老いるということ

　高齢者の介護に関わっていると「老い」について考えさせられることがあると思います。私も若い時には歳をとること、老いることは、頭では理解していたつもりでしたが、まだまだ先のことで他人のことのように思っていました。

　ところが自分自身が高齢になってみると、体力や気力の衰えを自覚し始め、さらに同じ世代の知人がひとり、ふたりと逝く昨今は、私自身の終末が身近に感じられるようになりました。「老い」を自分のこととして考えざるを得なくなりました。

　どのような「老い」であっても共通していることがあります。それは、老いることは生きることであり、生きることは老いることだということです。そして三つの特徴がありま す。第一は「独自性」です。過去から現在まで、その人だけにしか体験されなかった歴史をもっています。第二は「一回性」です。現在、あるいは今という瞬間を生きていくわけですが、この瞬間は一回きりでもう再びくることはありません。第三は老いも生きていくことも「進行形で終わりがない」ということです。確かに結果的には、終期、つまり死がありますが、その直前まで生きていくこと、老いていくことは続きます。老いのために何もできなくなった身体になり、何も考えられなくなったとしても、生きていくというプロセスは続くのです。行動はできなくなっても存在として進行形をとるのです。行動する（Doing）でなくて、存在する（Being）が老いの本質と思います。

そして、こうしたDoingにしろ、Beingにしろ、人の営みのすべては多くの人々によって支えられているのです。独自の尊厳性をもち、一回性という貴重を与えられて老い、生きていくことのできる背景には、両親、子ども、同僚、上司、教えをいただいた恩師、そして名前も知らない多くの人々の愛と悲しみと支えがあってこそ、私たちのBeingがあるのだと思います。もちろんこれは、認知症の人も変わりません。

このような、支えられているという気づきをもった時、私たちの心には小さいけれど明るい灯《ともしび》がつくと思います。こうした想いの灯をかかげてお互いに支え合い、喜び合い、励まし合って終末の日まで生きていくことが、病気を抱えながら老いる苦悩に耐えていく力になるでしょう。

死を迎えるということ

〝死〟は〝老い〟と密接な関係があります。新聞の訃報欄をみると、多くの高齢の方が逝去されています。しかし、若い方も病いや事故のために死を迎えることは、不幸なことですがよくみられます。したがって、死は生のすぐ隣りということも言えるでしょう。しかし、私たちは死を〝体験する〟ことはまずありませんから、どこか遠いもののように思うのです。

ところが私自身、高齢になってくると、死はむしろ身近に感じられるようになって、やがては自分も死の門をくぐることは当然の帰結であると考えるようになりました。しかし、死にたくはありません。自分の存在の消失は、やはり覚悟のようなものがいるのかなと思って日々を過ごしています。

しかし、私はなんとなくですが、死しても生きていく先の延長は続いている感じがします。千の風になって大空を吹きわたる、というのも大変だなと思いますが、とにかく生きている現在の姿以外のものになって続くような気もします。現実の世界からみると、ゼロかもしれませんが、私にもわかりません。

しかしヒントがあります。ミッチ・アルボム（Mitch Albom）が記した『モリー先生との火曜日』（NHK出版、二〇〇四年）という本をご紹介しましょう。主人公のミッチが一六年ぶりに恩師、モリー・シュワルツ教授に会いに行くと、モリー教授は筋萎縮性側索硬化症（ALS）に侵されていました。それから逝去されるまで毎週火曜日、ターミナルを迎える教授に師事して、人生についての講義を受けます。その時、モリー教授が話す一つの物語を記してみます。

実は、小さな波の話で、その波は海の中でぷかぷか上がったり下がったり、楽しい時を過ごしていた。気持ちのいい風、すがすがしい空気——ところでやがて、ほかの波たちが目の前で次々に岸に砕けるのに気がついた。「わあ、たいへんだ。ぼくもああなるのか」

そこへもう一つの波がやってきた。最初の波が暗い顔をしているのを見て、「何がそんなに悲しいんだ？」とたずねる。

最初の波は答えた。「わかっちゃいないね。ぼくたち波はみんな砕けちゃうんだぜ！　みんななにもなくなる！　ああ、おそろしい」

すると二番目の波がこう言った。「ばか、わかっちゃいないのはおまえだよ。おまえは波なんかじゃない。海の一部なんだよ」

昨今ターミナルケアについても関心が集まっていますが、いたずらに制度や技法だけに終わらせないで、基本にある理念の確立が大切です。老いることは生きること、生きることは老いることであり死を迎えることなのです。

そして、老いることを自分のこととしてしっかり考えていくことは、死の準備をすることにもつながります。二〇年かけて大人になる人間は、二〇年かけて死の準備をしてもよいのではないかという意味のことを精神分析学者ユングは述べています。

そして、この準備を達成するために大切なことが一つあります。それは「今」という瞬間はもう永遠に来ない。現実の今。繰り返しのない一度きりの生。そういうことを大切に思って生きていく。これを生きていくことの基本にすることが前提にあると思うのです。

3 認知症という病の意味

二〇〇四年に「痴呆」から「認知症」へと用語が改称されましたが、その実態は改まったわけではありません。また、一般的な意味も必ずしも変わったわけではありません。しかし、認知症の新しい意味づけが流れとして起こってきたことも確かです。まさに認知症の新しい時代に入ったと思っています。

専門職にとっての認知症の意味

まず、専門職にとっての認知症の意味について考えてみましょう。新聞やテレビ等の報道にみられるように、マイナスイメージの傾向がいまだに少なくありません。「老老介護」(高齢者が高齢者を介護すること)と共に、「認認介護」(認知症の人が認知症の人を介護すること)とか、ひきこもり、自死、そして虐待などが毎日のようにニュースとして流れています。そして認知症についても、病気のために脳の神経細胞が破壊され、知的能力が低下し何もかもわからなくなってしまう、治療法はない、といった医学的知識に基づいた希望のない事実。そしてケアも食事、排泄、入浴の三介護を安全に実施することと、興奮、妄想、徘徊等の周辺症状のコントロールに終始するという関わり方が依然として残っています。いわゆるオールド カルチャーです。

これに対して、認知症になっても心は生きている、介護環境を整えて適切な支えがあれば、尊厳をもって暮らしを続けていくことができる、という新しい流れが起こってきています。認知症の人を個別的に理解し、その人らしさをもつ人として全体像に向き合う、その人を中心としたパーソンセンタード ケアに基づく新しいケアが主流になりつつあります。いわゆるケアのニュー カルチャーと言われています。これには、認知症のご本人が公的な場所で自らの体験を語り始めたことが大きな転機をつくりました。

本人・家族にとっての認知症の意味

第二に、認知症という病は、認知症の人とその家族にとってどんな意味をもつのでしょうか。私は若年性認知症の当事者である越智俊二さんが、二〇〇四年に京都で開催されたアルツハイマー病国際会議のメインホールで講演を行ったことに感激しました。専門職の助けを借りながら、「もの忘れがあっても、いろいろなことができます。考えることもできます。あきらめずに生きていけるように、安心して普通に暮らしていけるように手助けしてくださぃ」と述べられました。通訳は涙声になり、聴衆は感激してスタンディングオベーションが起こりました。

しかし、それまでにさまざまなご苦労があったと思います。当事者とその家族にとって、まず告知を受けた時に体験する悲しみ、うつ気分、そしてこんなことがあるはずはないという怒りと否定が体験されます。認知症という病の意味はまさに絶望であったと思います。ことに、ご本人は自分の意思を伝えることが不自由であるために激しいＢＰＳＤ（認知症の行動・心理症状）を起こし、対応する家族は絶望します。ケアはきれいごとでは済まされない修羅場になります。

そうしたさまざまな苦悩を乗り越えて、ほぼ安定した状態に達した認知症のご本人は、過去の記憶から解放され、未来への不安も少なく、ただ「今、ここ」――"here and now"という存在になっておられます。ご家族もまた微笑みを浮かべ、ご本人のあるがままのすべてを受け入れて、寄り添う姿勢になっておられます。そして看取りまでを介護されたご家族は、その後、家族の会などで相談事業などボランティアとして活動される方がおられます。さまざまな認知症のご本人とそのご家族が発信される情報の意味はとても深いものがあると感じます。

私にとっての認知症の意味

ところで、認知症は私にとってどんな意味があるのでしょうか。まず心に浮かんでくるのは、「挑戦」の二文字です。「治る」認知症も原因疾患によっては一部にありますが、大部分は治る可能性は少ないのが現状です。

しかし、絶対にあきらめない、自分の全能力をあげてひたすらに認知症の人と家族を支えていきたいと思います。たとえば、アルツハイマー型認知症にしても適応薬アリセプトがあります。進行を抑制するという限定した効果でも、まったく薬がなかった時代に比べれば進歩です。ケア専門職と連携して絶対にあきらめないで挑戦を続けます。私は医師として認知症に向き合うことは、神様からいただいた天職だと思っています。

私には精神科医として約四〇年の臨床経験のうち、忘れられない出遭いがありました。よく講演でもお話ししたり、出版物にも書かせていただいている、故・岩切牧師のことです。それは、一九八三年夏頃のことでした。彼は五三歳のキリスト教の牧師で、美しい大きなまなざしが印象的な方でした。若年性アルツハイマー型認知症の疑いがあり、強い頭痛を訴えておられました。奥様のお話によると、若い頃からの教会生活の中で礼拝時のオルガン奏楽を担当したり、讃美歌の指導に熱心で、教会音楽が専門だったそうです。ところが、約一年前から結婚式の司会をしていてその順序を間違えたり、讃美歌の練習で各パートを単音で弾いている時に瞬間的に譜面を追えなくなりました。また認知障害のために、車の運転をしながら道を間違えることもあったそうです。

私は主治医として彼に関わりましたが、当時はアリセプトのような適応薬はなく、医師としての無力感を体験するばかりでした。そして、どうして神様のメッセージを伝える牧師という聖職の方に、このような難病をお与えになるのですかと、神様に無念の想いをもちました。その後、職を辞されて故郷へ帰ると言われる奥様に、専門医の紹介状を差し上げることしかできませんでした。

それから約二〇年後の二〇〇三年頃、その奥様とたまたま京都市で行われた「呆け老人をかかえる家族の会」（名称は当時）の総会の時にお会いしました。お話によると故郷の九州で療養を続けられ、病が進行するにつれて徘徊や攻撃行動等のＢＰＳＤが続き苦労されましたが、二〇〇〇年二月に逝去されたとのことでした。享年六八歳でした。亡くなられた後、書棚の中から次の五線紙に書かれた岩切牧師の走り書きが発見されました。

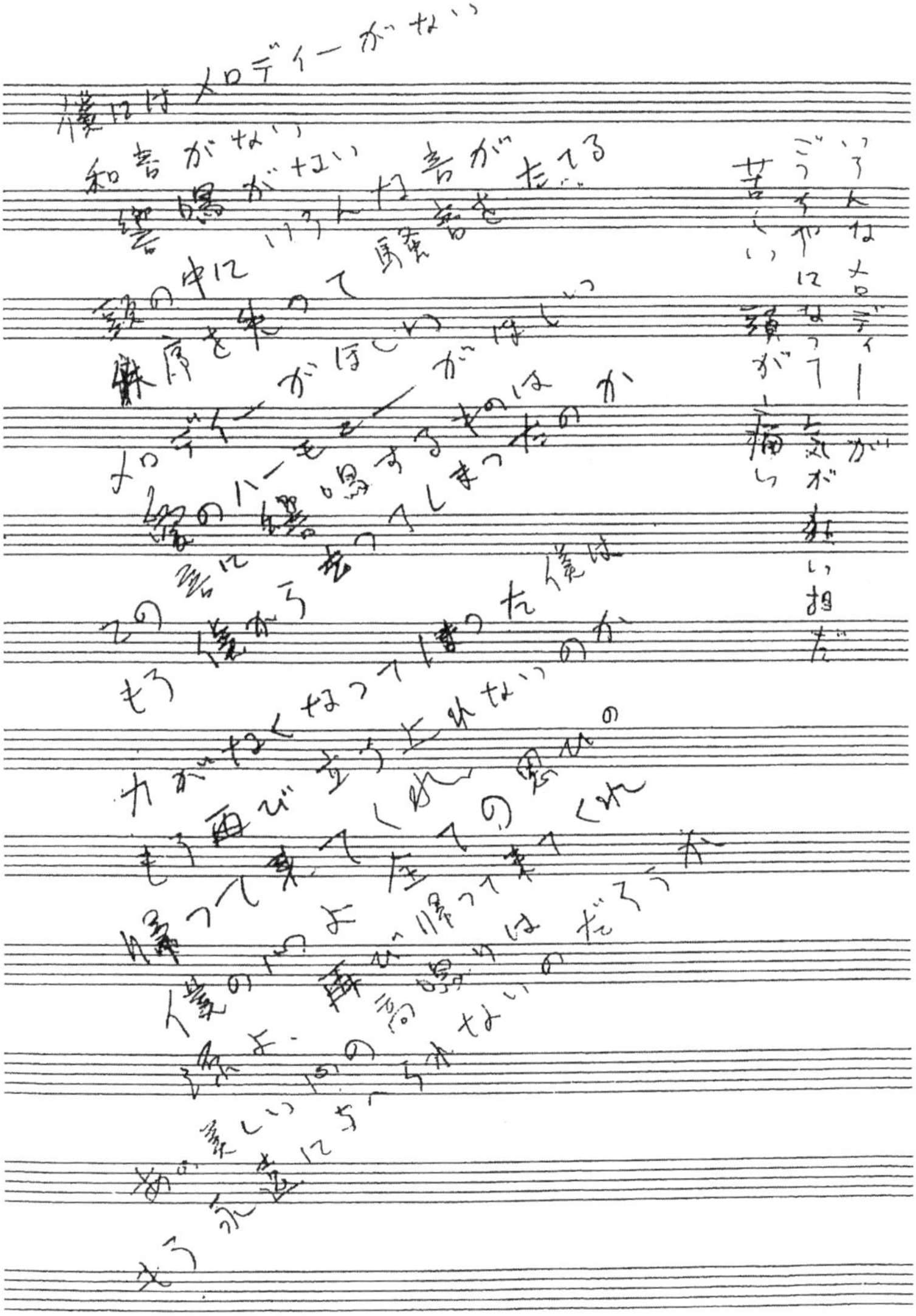

出典：天野文子編『祈りとともに』天野文子・岩切裕子発行、1988年

僕にはメロディーがない
和音がない　響鳴がない
頭の中にいろんな音が
秩序を失って騒音をたてる

メロディーがほしい
愛のハーモニーがほしい
この音に響鳴するものは
もう僕から去ってしまったのか

力がなくなってしまった僕は
もう再び立ち上がれないのか
帰って来てくれ
僕の心よ　全ての思ひの源よ
再び帰って来てくれ

あの美しい心の高鳴りは
もう永遠に与へられないのだろうか
いろんなメロディーが
ごっちゃになって気が狂いそうだ
苦しい　頭が痛い

これを拝読した私は、言葉を失いました。私たちは認知症の患者さんのこうした喪失の体験と心の痛みを果たして充分に理解しているのでしょうか。

私たちが長い人生を旅していると、自分の大切なものを失うことがあります。たとえば財産を失ったり、仕事や職を失ったり、あるいは配偶者や家族と死別するなどの喪失体験です。ところが認知症の人の喪失体験は、自分の所有するものではなく、まさに自分自身の一部、自分そのもの〝self〟なのです。自分を形成してきた過去の経験や知識、あるいは技術、判断する能力、何よりもそれを特徴づける高次の認知機能を失っていくのです。ことに岩切牧師のように卓越した音楽の才能、それも〝楽しむ能力〟を奪われるのです。「僕の心よ／全ての思ひの源よ／再び帰って来てくれ」という一節は、詩というよりまさに〝心のうめき〟です。神様は、あるいは私の岩切牧師への祈りに一つの重い、そして貴いメッセージを送信されたのでしょうか。

岩切牧師との出遭いは、認知症に対する私の挑戦に対し、ひたすらに向かう勇気と力を与えていただきました。

4 認知症の人は何を求めているか

認知症ケアの暗い実態は、認知症をもっている人の心理的な欲求が理解されないままに過ごされていることに原因があります。トム・キットウッドは認知症の人たちが求めている心理的なことととして五つの要件を考えました。それは、なぐさめ、愛着、帰属意識、たずさわること、そして自分らしさの尊重です（図―1）。

実はこうした心理的欲求は、通常の人にもすべて見られるものですが、これらは小さいレベルではあっても日常の生活で満たされているものです。しかし、自分の求めていることを言葉で表現できなかったり、あるいは自発的に行動ができない状態にある認知症の人たちにとって、こうした心理的ニーズは大きくなるのです。

なぐさめ（安定性）（comfort）

この言葉の本来の意味は、優しさ、親近性、痛みや苦しみを和らげる、不安を鎮める等です。認知症の人が混乱して気持ちがバラバラになりそうな時、一つのものにとどまることができるように温かさと力を用意してくれるのがなぐさめです。

愛着（きずな）（attachment）

自分の周りの世の中は不確定に満ちているという新生児の時期には、母親と密着して生きていきます。認知症になると生活は常に不確定と不安のためにかげりが起こり、この愛着へのニーズは乳幼児期の時のように強くなります。

帰属意識（仲間に入りたい）（inclusion）

私たち人間は顔と顔とを合わせる集団の中で生活していく種族であって、集団の一員であることは生存への条件といってよいでしょう。ある文化圏では、一時的にせよ集団や仲間から除外されることは一種の刑罰でした（村八分とも言われます）。仲間に入りたいという帰属ニーズは、認知症の人の行動によく見られます。たとえば注意を引く行動やまとわりつく行動として表現されます。

たずさわること（役割意識）（occupation）

幼児でも、小さいお手伝いをしてほめられると本当に幸せそうな顔になります。人間は本来何かに従事すること、たずさわることが個人的に意味のある方法で生活に関与することなのです。そして、このことは人の能力や気力を引き出すことにつながります。その逆は退屈、無為、そして無関心です。何かしたいというニーズは認知症になっても残っています。その人の生活史を知って、特に何が得意だったのか、満足の深い源を知ることもケアにとっては大切なことです。

その人らしさ（物語性）（identity）

その人らしさ、あるいは自分らしさをもつことは、自分がだれであるかを知ることです。

図-1　認知症の人たちが求めている心理的な5つの要件

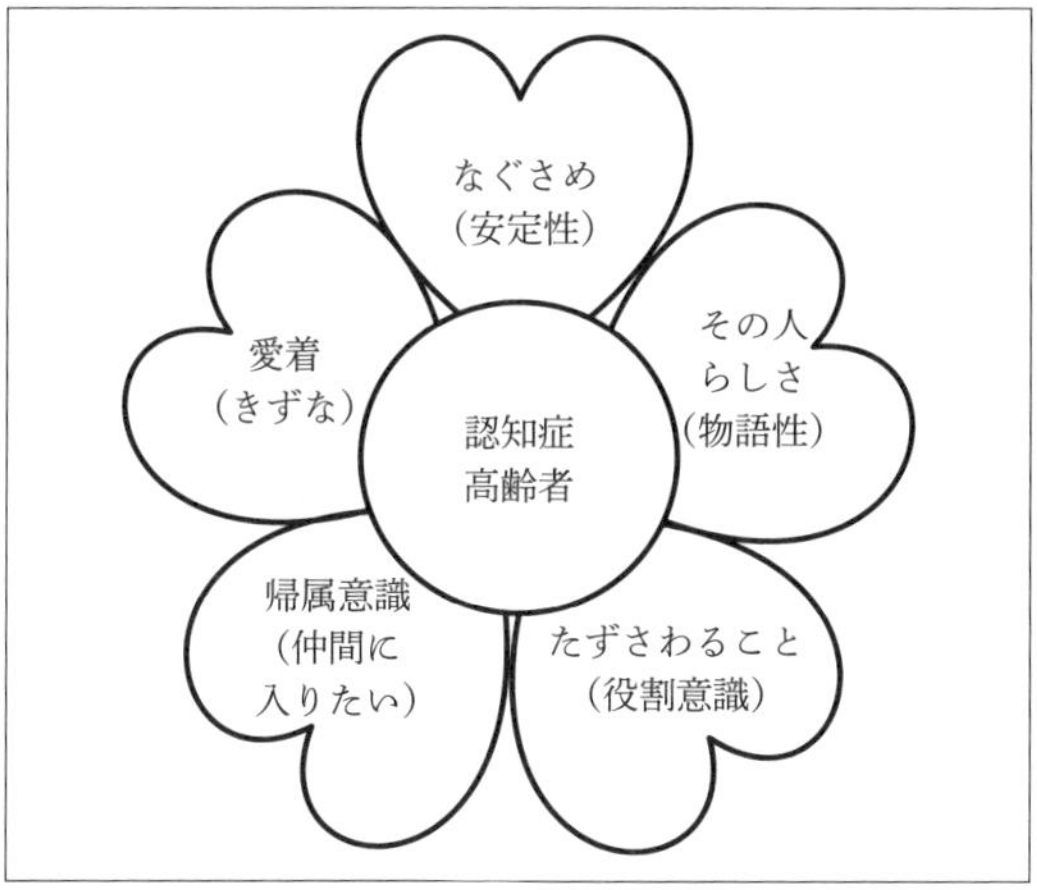

出典：トム・キッドウッド著、高橋誠一訳『認知症のパーソンセンタードケア』筒井書房、p. 142、2005年を一部改変

過去からの連続性の感覚をもつことであり、他人に自分についての物語をすることでもあります。これは現在の生活での状態や役割を超える一貫性をつくることになります。その人らしさは個別性があり、ユニークさがあります。ところが旧《ふる》い認知症ケアでは、一人ひとりのその人らしさは取り去られて過去とのすべての連続性は絶たれてしまいます。一方、新しい認知症ケアでは、たとえ認知障害があってもその人らしさを保つためには多くのことができると考えられています。認知症の人から物語を聞くこと、さらに内的体験を聞くことが認知症ケアの質を高めることにつながります。

5 関わる者の心構え

認知症ケアの始まりは、関係づくりです。良い絆をつくっていくことが第一に大切です。そのためには、いくつかの心構えが必要です。

自分を整えること

まず身体的態勢を整えることが大切です。ケアにあたって自分の身体の状態が健康であること、体調を整えていくことです。体調を崩して咳をしていたり、顔色が青い状態では、介護される側に余分な気遣いをさせることになります。

心理的な態勢を整えることも必要です。自分の関心、意欲、気力、感情が安定した状態にあることが大切です。精神的に不安定でイライラした状態ではないこと、心理的な葛藤はコントロールされている状態であることが求められます。認知症の人は、認知力は低下していても介護者の気持ちには敏感な場合があります。ゆったりした気分で認知症の人と向き合いましょう。

介護職として〝知る〟こと

知ることは、介護の力になります。ケアの関係づくり、絆づくりの基本です。これには大きく二つあります。それは「ケアを受ける認知症の人を知ること」と「ケアをする自分を知る」ことです。

第一は、認知症の人がどんな生活を送ってこられたのか、身体や精神の状態はどうか、日常の暮らしの中で何に戸惑い、どんな苦しみに出遭ったのか、これからどうしたいのか等を知ることです。

第二は、自分を知ることです。自分の介護力や技術の限界を知っていることは、「してはいけないこと」「しなくてよいこと」を知ることになります。

耳を傾けて、よく聴くこと

耳を傾けて、よく聴くこと。傾聴です。ケアをする立場にいると、何か言ってあげなければという思いがあって指示的になったり、押しつけ的になってしまうことがあります。ご本人が何を言いたいのかをまず聴きましょう。ことに認知症の人は、言葉のやりとりはできても、最初にまず言葉の言い始めがなかなか出てこないことがあります。相手の話を遮らないことも大切です。話された内容が現実にはないようなこともあると思いますが、なぜそのようなことを言わなければならないのか、その気持ちを受けとめましょう。

関わりながら、待つこと

聴くことには待つことが大切です。動作もゆっくりしたペースになる人もおられますので、待つこと、それも何か他のことをついでにやりながら待っているのではなく、しっかりと関わりをもちながら、必要ならば目線をしっかりと合わせながらお答えを待つのです。このことは第6章の5でも述べますが、大切なことなのであえて重複を承知で記載しておきます。

神様は私たちに多くの事や物を授けてくださいました。健康、能力、仕事、資産、名誉、役割、家族、友人、そして時間です。しかし、この世の生涯を終えて、かの世に旅立つ時、私たちはすべてを置いていかなければなりません。しかし時間だけは使い果たしていくことができます。誰にとっても時間こそは大切なものです。その時間を皆さんは介護を通して支えを必要とする人に差し上げることになります。物づくりや商品を売る職業も社会に貢献する点ですばらしいことですが、かけがえのない自分の時を、必要としている人に捧げるケア専門職は実に尊い仕事でしょう。ことに認知症の人は皆さん以外に頼る人はいないのです。常にご本人の前に立つ時、このことを心に思って、寄り添うことを心がけましょう。

これは認知症のご本人からの言葉ですが、「何であるかを説明することよりも、どのように説明するかが大切です」と言っています。ケアには〝何をなしたか〟は大切なことですが、それにもまして〝いかになしたか〟が問われていると思います。言いすぎかもしれませんが、成果（アウトカム）を目標にするのではなくて、むしろ過程（プロセス）が大切だと思います。

自分の何倍もの長い人生を生きて来られた高齢者の方が、認知症のために基本的なことが理解できなくなった状態に対して、謙虚な気持ちを忘れないで、一人の人として向き合うことを常に心がけましょう。

6 介護する家族との関わり

介護者は家族の不安や苦労の生活状況を理解すること

私の親しいアメリカ人の友人で精神科医のコーエン（G. Cohen）氏は「アルツハイマー病は、二人の患者を同時につくる。一人はアルツハイマー病にかかったご本人、もう一人は介護する家族です」と言っています。介護する家族は自分の大切に思っていた身内がアルツハイマー病にかかったことを知った時、こんなはずではなかった！　と否定したい気持ちになると思います。認知症の人が暮らしの中で戸惑うような行動を示したり、幾度となく繰り返して聞かされる質問にも耐え、根も葉もない疑いをかけられることにも耐えていると、多くの介護者は悲しみが込み上げてきたり、激しい怒りの気持ちが起こってくることもあります。介護のために待ったなしの対応を一人で続けていると、心身ともに疲れきって〝燃え尽き症候群〟とか〝うつ状態〟に陥ってしまいます。専門職には介護する家族の不安や苦悩の生活状況を理解していくことが期待されます。

たとえば家族の方は、「これからどんなことが起こるでしょうか」とか「一緒に暮らしていく時にどんな対応がよいのですか」など、細かく質問してこられることがあります。これに対しては、労をいとわずに答えることです。家族の方は、ちょっとした優しい言い方や温かい言葉に慰められ、あるいは力を与えられるのです。逆に不親切にしたわけではないのに、単に事務的に説明したことが冷たい印象を与えてしまうことがあります。

認知症の医療や介護の現場でも、これからは地域の中で活動を続けることが多くなりますから、介護家族の心の痛みに気を配って対応することが大切です。専門職だけでなく施設で働いている事務職や他の職種についている全職員に、こうした対応の原則を周知していただく必要もあると思います。

また、家族の中には、認知症の身内に何もしてやれないという無力感や罪責感をお持ちの方もいます。逆に、自分が依存していた認知症の方が何もしてくれなくなったという不満感を抱く場合もあります。このような感情の背景には、複雑な心理が起こっています。その結果、介護職との些細な行き違いや過ちなどについて過剰に反応されて、常にクレームをつけてこられる場合もあると思います。私たちはこうした家族の不安を理解して、しっかりと対応させていただくことが大切です。

ほんの一言でも家族の支えになる

このような介護の苦悩に耐えて、しっかり現状をあるがままに受け入れて、乗り越えてきた介護家族の方はたくさんおられます。そのような方には、達成感に裏づけられた豊かな人間力を感じます。家族には、家族だけができる介護があります。専門の介護職や医師にはできない介護があるのです。このような方々の集団組織が「認知症の人と家族の会」です。

二〇一〇年五月二三日のことでした。前橋市での研修講習会に講師として参加した時、岸久美子さんとおっしゃる一人の女性が、一〇歳くらいの可愛い女の子を伴って世話人が集っていた会議室に来られました。そして、ごあいさつの後「あの時生まれた咲良《さくら》がこんなに大きくなりました」と言って涙ぐまれたのです。私も部屋にいた人も驚きました。

岸さんと知り合ったのは、今から約一〇年前になります。岸さんはご結婚された半年後に舅《しゅうと》さんが認知症の診断を受けられて、以来介護を続けておられました。さまざまな介護の苦難が続きましたが、結婚八年目にお子さんを妊娠されたそうです。そのエピソードを家族の会群馬県支部報『わたぼうし』第二一八号に「産休！　コウノトリが舞い降りて」と題して寄せていました。たまたまそれを読ませていただいた私がごく短い文章で〝安産祈ります〃と書いて支部に送ったところ、それを読んだ岸さんが感謝の手紙を私に送って下さいました。私の家内は岸さんからの手紙を読んで、桜の花模様のハンカチを送ったのです。そのハンカチを持ち、一〇歳になった咲良さんと一緒に来ていただいたということでした。あれから介護と育児の〃両面作戦〃で苦労されましたが、舅さんは一七年の闘病の末に七九歳で他界されたそうです。私は一〇年を経て岸さんにお会いして、短い言葉でも、いかに介護する家族の支えになるのかを知ることができました。

7 関わる者のストレスとその予防

ケアをする者の心構えに関連して、介護によるストレスとその予防について述べてみます。

認知症ケアは、なぜストレスがたまるのか

まず、認知症の人が期待している介護は、どのような介護でしょうか。それは、介護者が常に認知症の人のレベルになって、逆らわないでイライラさせないように寄り添ってほしいということです。ところが介護者にとっては、なるべく限定された時間に効率的に介護をすすめたい。ことに家族の場合は、自由な時間を持ちたい、家事もしなければいけないし、子どもや友人との約束も果たしたいなど、自分自身の生活時間がほしくなると思います。こうした両者の相反する想いは、介護の期間が長くなるほど強いストレスになっていくことになります。

何といっても家族は、もしたった一人で介護をするなら、一日二四時間三六五日、計八七六〇時間、認知症の人の暮らしを支え続けなければなりません。これは大きなストレ

スになります。ここまで長時間ではないにしても、専門職にとっても長時間の介護は著しいストレスになります。燃え尽き症候群やうつ状態をきたして、このために離職することもよくみられます。

介護を受ける人と介護する人がお互いに話し合いがもてる場合には、介護によるストレスがあったとしても、ストレスを軽くしていく糸口があります。しかし、認知症のご本人は自分の思っていることを正しく伝えることが難しいために話し合いがうまくいきません。もの忘れが著しいこともあって、説明されても注意されてもすぐ忘れてしまいます。このことが、ストレスを増幅させるのです。

ストレスの予防と心がけたいこと

介護によるストレスを防ぐうえで、日常の介護で心がけていくことを考えてみましょう。まず、介護時間を少なくする工夫を試みましょう。家族介護者なら、身内で交代したり、デイサービスやショートステイなどの介護保険サービスを利用するのもよいでしょう。

二つ目は、どんなことでも一人で抱えこまないことです。何か心配なこと、困ったことがあったら、相談できる家族や友人をもっていること、暮らしの中でも自分一人に物事が集中しないように努めてみましょう。一人でくよくよと悩まないこと。「木を見て森を見ず」という生活態度をやめて、少し離れてゆとりをもって状況を考えることを習慣にしましょう。

三つ目は、介護者自身が健康であることです。前にも述べたように体調を崩していては、よい介護はできません。疲れをためないように十分な睡眠、バランスのとれた食事、適切な休息をとることに配慮しましょう。

四つ目は、明るい前向きなライフスタイルを心がけることです。上を向いて歩きましょう。小さなよいことがあったら大きく喜びましょう。笑いましょう。強く、そして雄々しく生きていくことを心がけましょう。

五つ目は、楽しい趣味、没頭できる何かをみつけることです。一緒に楽しめる家族や友人がいれば、さらにいいことです。何かを蒐《あつ》めること、刺繍、料理、読書、音楽、旅行、絵を描くことなど、日常の生活からするりと抜け出す工夫をしてみましょう。

私のストレス解消法

私自身も老いを体験し、さまざまな心身の不調をもちながら、ストレスと付き合っています。私なりに努めてストレスを大きくしないようにしています。

まずは体調を整えること。腹八分目の食事と充分な睡眠を確保しています。人参をトロ火で煎じて毎日、杯に一杯服用しています。二〇年位続けています。また、キリスト教の信仰を与えられ、教会の礼拝を続けています。朝夕の黙想の時をもっています。クラシック音楽を聴くこと、ベートーベンが最も好きです。一日が終わって妻と二人で共に過ごす時が与えられていること、親しい友人との絆が与えられていることにも感謝しています。そうそう、たまにですが、孫と一緒に遊んだりする時に腹を抱えて大笑いするという体験は、多少のストレスを一挙に吹き飛ばす作用があることを付け加えておきます。

第2章

認知症ケアで大切な理念

1 認知症ケアの理念をもつ

認知症ケアには理念が必要である

これまでは認知症の人についての考え方が間違っていたために、認知症の人を支えるケアも不適切なところが多かったと思います。最も大きな誤りは、周りの介護する側は大変だが、ご本人は「恍惚の人」といわれるように、何もかもわからなくなって、不安も心配もない状態なのだと誤解されてきたことです。そして、認知症のケアは「衰えた人は気の毒だ」とか、「高齢の人だから」といった〝心情的なケア〟であったり、あるいは徘徊や興奮行動等に工夫して対処する〝対応型ケア〟等が行われてきました。要するに、このようにすればうまくいったというような経験的ケアが行われてきたのです。

経験的ケアは基本的に必要なことであり、日常のケアとしては大切なことです。しかし、この範囲にとどまっている限りでは、その時、その場、その状況だけのものに過ぎず、他の介護職や関係者にケアの技法として伝わりにくいうえに、客観性の乏しいものになりかねません。ことに最近、認知症のケアについての関心が高まり、多くの職種が関わるようになってからは、認知症ケアについての基本理念が共有されること、そしてその理念がケア現場で具現化していくための手段が求められています。

私が二〇〇〇年に認知症介護研究・研修東京センター（以下、東京センター）に就任した当初、先輩の一人が〝認知症介護の理念すら未だ固まっていない〟現状を厳しく指摘されました。そして常にこのことは私の心に課題となっていました。

その翌年の春、たまたまある書店でふと手にとった一冊の本が、トム・キットウッドが著した、『Dementia Reconsidered』（Open University Press, 1997, 邦訳は高橋誠一訳『認知症のパーソンセンタードケア』筒井書房、二〇〇五年）でした。これを読んだ時に初めて、パーソンセンタード　ケア（その人らしさを中心にしたケア）に出遭いました。人伝えに聞いたり、文献の検索で知ったのではなく、まるで向こうから飛び込んできた感じがしました。

それから私の認知症についての考え方が変わっていきました。東京センターの仕事に関わり、介護現場で実際に認知症の人々に接している人たちからの証言ともいえる介護体験（実践事例）を聞いているうちに、このパーソンセンタード　ケアこそ認知症ケアの理念であると確信したのです。

パーソンセンタード ケアについて

パーソンセンタード ケアとは、疾病あるいは症状を対象にしたアプローチではなく、生活する個人を対象にしたケアです。サービスを提供する側の選択で行うケアではなく、利用者を中心として選択するケアです。この理念はイギリスの心理学者トム・キットウッドによって一九九七年に提唱されたものであり、認知症をもつ高齢者としっかり向き合うコミュニケーションを重視しています。

ケア現場での経験を基礎にして、彼はパーソンフッド（personhood：その人らしさ）という概念を提唱し、そこには個人がもつユニークな独自性、聖なるものというキリスト教的な概念、神の肖像としてつくられた“self”といった理念が内包されています。この表現には個別性という意味が含まれていて、日本語に訳すと〝その人らしさ〟と表現されます。

一般的には、外見上の差異、性格あるいは生活史の違いといった比較的把握しやすいものに満足しがちですが、実はその人がもっている個を特徴づけている精神性が個別性の根源にあります。個人が生きていく過程で、表現したり受け取っていく精神の独自性こそがパーソンフッドと考えられます。

認知症をもつ人もまったく同じように独自の自分をもつ、自分らしさ、ユニークな個性をもって生きていこうとします。個別的な人間存在の基にある姿こそがパーソンフッドであり、その人らしさに通じるのです。ここに個人のもつ尊厳があります。その人らしさを中心におくケアこそが、人の尊厳を支えるケアにほかならないと言えるのです。

トム・キットウッドは、従来の医学的対応に基礎をおくケアをオールド カルチャーとし、パーソンセンタード ケアをニュー カルチャーと呼んで対比させ、新しいケアの文化と位置づけました。オールド カルチャーとは、認知症（たとえばアルツハイマー型認知症）は、脳の器質性疾患によるものであり、ケアは衛生状態や食事の摂取、排泄、入浴等を援助することと考えるものです。これに比べてニュー カルチャーでは、認知症を生活の障害ととらえます。したがって、認知症ケアは、その人らしさを維持すること、全人的ケアであり、衛生・食事・排泄などのケアはその一部にすぎないのです。オールド カルチャーでは行動障害を上手に効率的に対応すべきものとしていますが、ニュー カルチャーでは行動障害を認知症の人が何かを伝えようとしている試みととらえ、そのメッセージを理解する努力からケアが始まるとしています。

2 認知症の人の内的体験を考える

認知症の人が抱える不安や孤独感を理解する

　認知症の人は、私たちと同じように生活の中で暮らしていこうとしています。しかし、認知機能の低下のために、私たちとは異なった強い不安感や深い孤独感などを体験しています。たとえば、通常の人の〝もの忘れ〟は体験の一部分を忘れるにすぎません。結婚式に出席して同じテーブルに座った人の名前を思い出せないといった部分的なもの忘れです。この場合には、体験した記憶の帯は図―1に示すようにつながっているために、忘れたという自覚がありますし、思い出そうとする努力をすることもできます（図上段）。しかし、認知症の人のもの忘れは、結婚式に出席したという体験の全体をすっぽりと忘れてしまうのです（図下段）。エピソード記憶の低下です。このために記憶の連続した体験の帯は中断してしまい、忘れているという自覚がもてないのです。あるいは、霞がかかったように不確かさがあります。

　また、未来についても少し前に約束したこと自体をすっかり忘れてしまいますから、たとえば週明け月曜日の約束をすっぽかしてしまうなど、社会生活に支障をきたすことになるでしょう。このため認知症の人は「今、ここ」といった現時点の狭いところしかはっきりしないことになります。これはとてもきつい体験だと思います。

実際にある座談会で、認知症の人はご自分の内的体験を次のように語っておられました。「記憶がないということは明日に自信がもてないんです。自分の立っている現在が揺らいでいて未来も揺らいでいるから、ちょっとしたことで不安になったりイライラするのです」こうした体験は通常の人にはなかなか理解できないかもしれません。

図-1 通常のもの忘れと認知症の違い

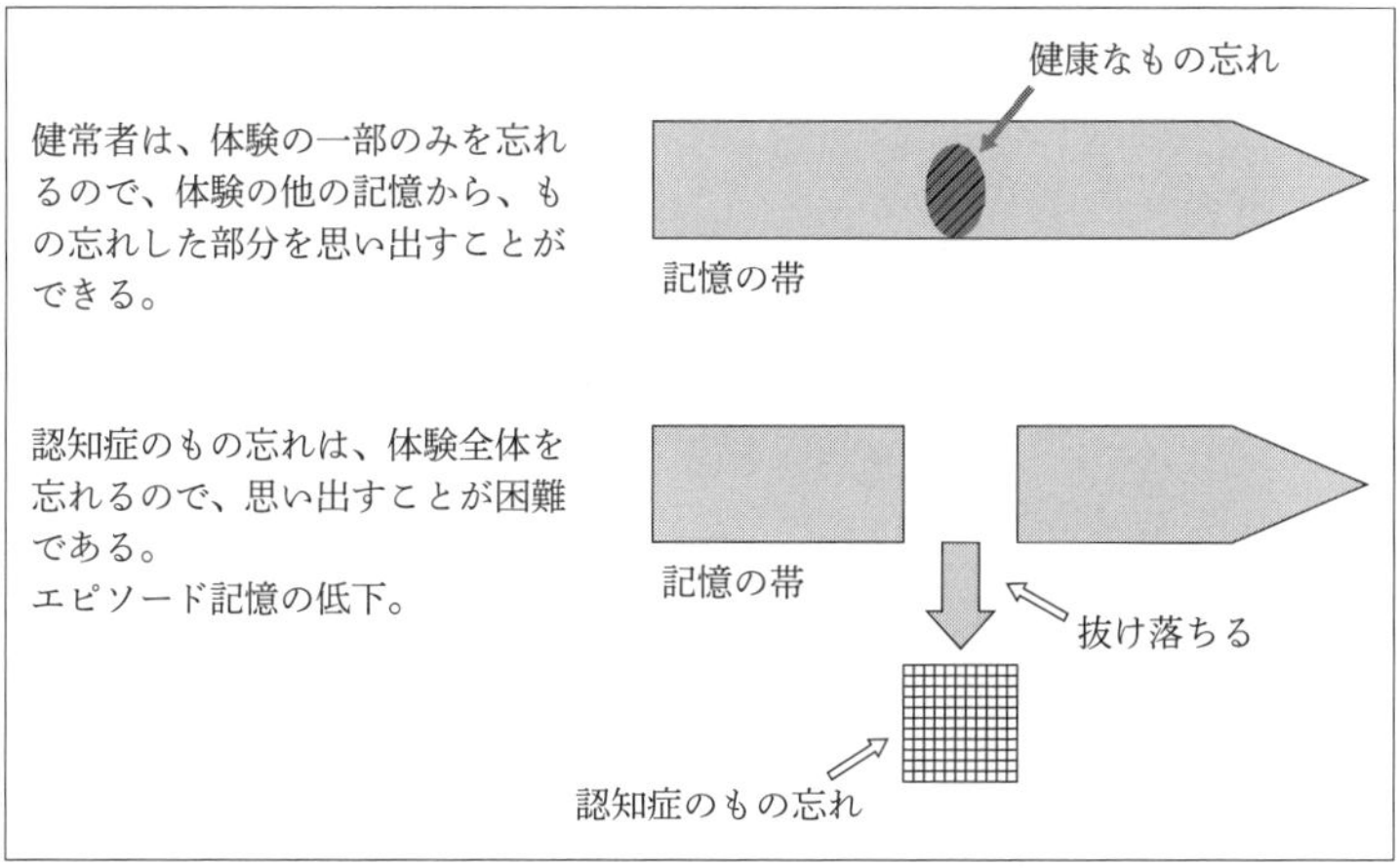
健常者は、体験の一部のみを忘れるので、体験の他の記憶から、もの忘れした部分を思い出すことができる。
健康なもの忘れ
記憶の帯
認知症のもの忘れは、体験全体を忘れるので、思い出すことが困難である。
エピソード記憶の低下。
記憶の帯
抜け落ちる
認知症のもの忘れ

出典：長谷川和夫『認知症の知りたいことガイドブック』中央法規出版、p. 85、2006 年

認知症の人の絵画に表現された内的体験

一つ例を挙げましょう。画家、小説家、エッセイストである佐藤早苗氏の『アルツハイマーを知るために』（新潮社、二〇〇三年）を参考にしました。

彼女のご尊父は、教師、県会議員として活躍された方で、長く油絵を描かれていました。晩年にアルツハイマー型認知症を発症されましたが、その前後に描かれた画が、彼の内的な体験を表現しています。

第一の絵（図―2）は発症する前に描かれていますが、目に見えるものを忠実に書き写した具象画でした。緑の葉が茂る郊外の路を自転車に乗った人と犬が描かれています。

第二の絵（図―3）はおそらく発症の頃、

図-2

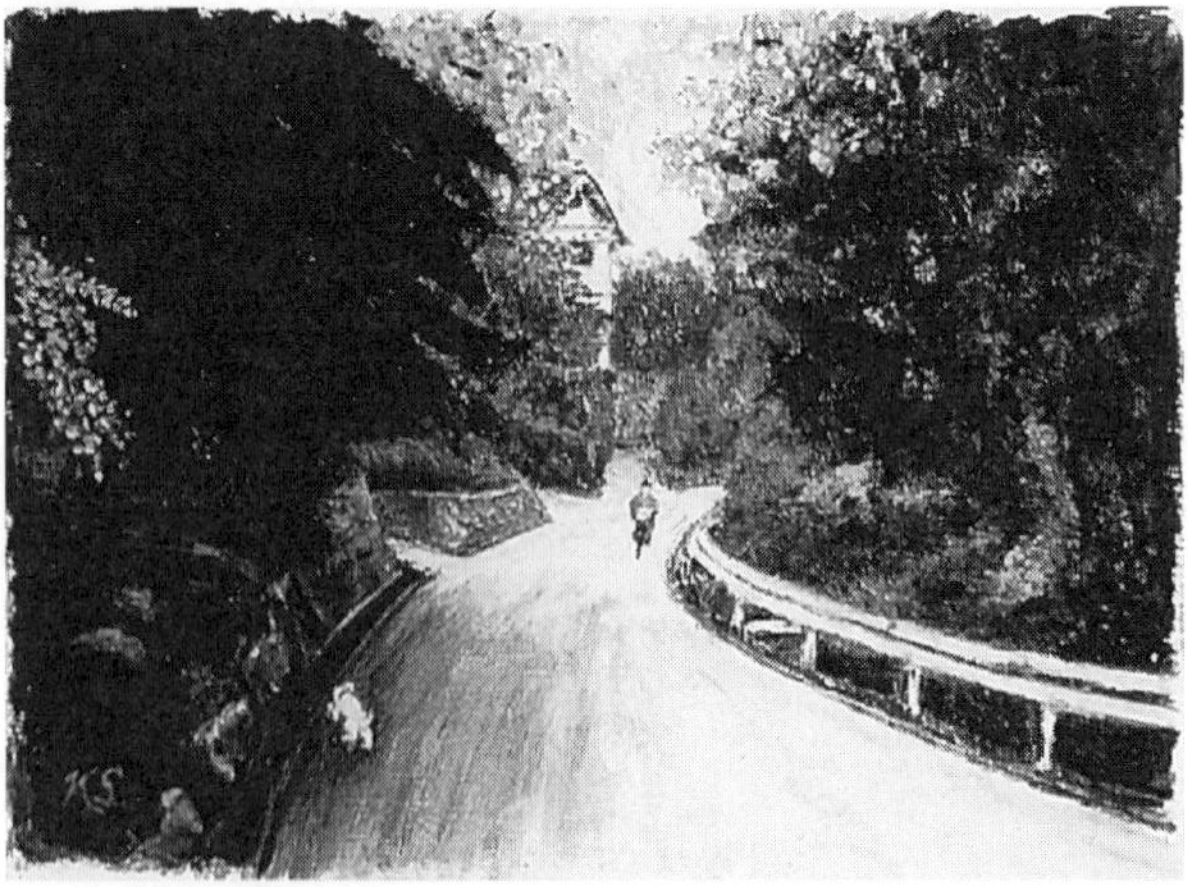

七七歳の時に描かれたものです。認知症高齢者の徘徊のように見えますが、本人がつけた題名は「あれは何だ」というものです。ガウン姿の高齢者の後姿、背後は真っ暗、行く手も暗くて正体のわからない顔のようなものが見えます。はっきりした明るい地面の一部は、街灯に照らされた「今、ここ」しかありません。深い不安、疑惑、自分の病変に気づいての恐怖と思われるものがストレートに現れています。

第三の絵（図―4）は、さらに病状が進行した時期に描かれています。混沌としていて何を描いているのかはおろか、上下すらわからなくなっています。この絵を最後にして特別養護老人ホームに入所され、数年後に逝去

図-3

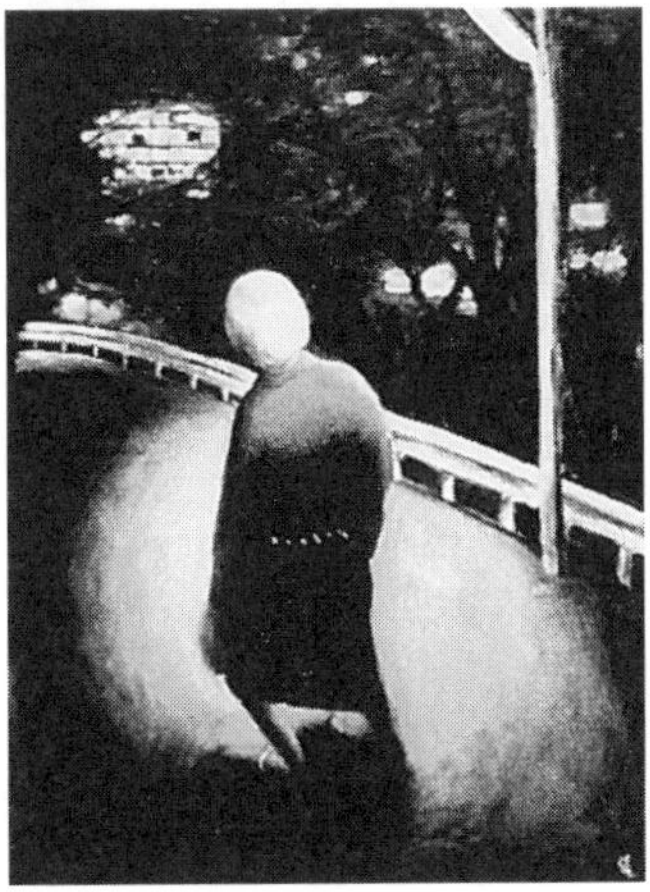

されました。しかし、第三の絵にしてもそれなりのまとまりがあって超現実派（シュルレアリスム）の表現のようにも見られませんか。中央に黄色の雲のようなもの、その下に暗黒の世界があって上の方に白い光に照らされた別の雲が地平線にそって漂う。私は何となく夕方太陽が沈んだすぐ後で、飛行機の窓から外を見た景色に似ているなと思いました。

この三枚の絵はいずれにしても一人の認知症の方の内的体験が状態によって変化していることを表現していると思います。しかし、この方は家族に自分の気持ちを言葉で表現することはありませんでした。認知症のために言葉のやりとりができないためか、あるいは自らのプライドのために、あえて表現を抑止

図-4

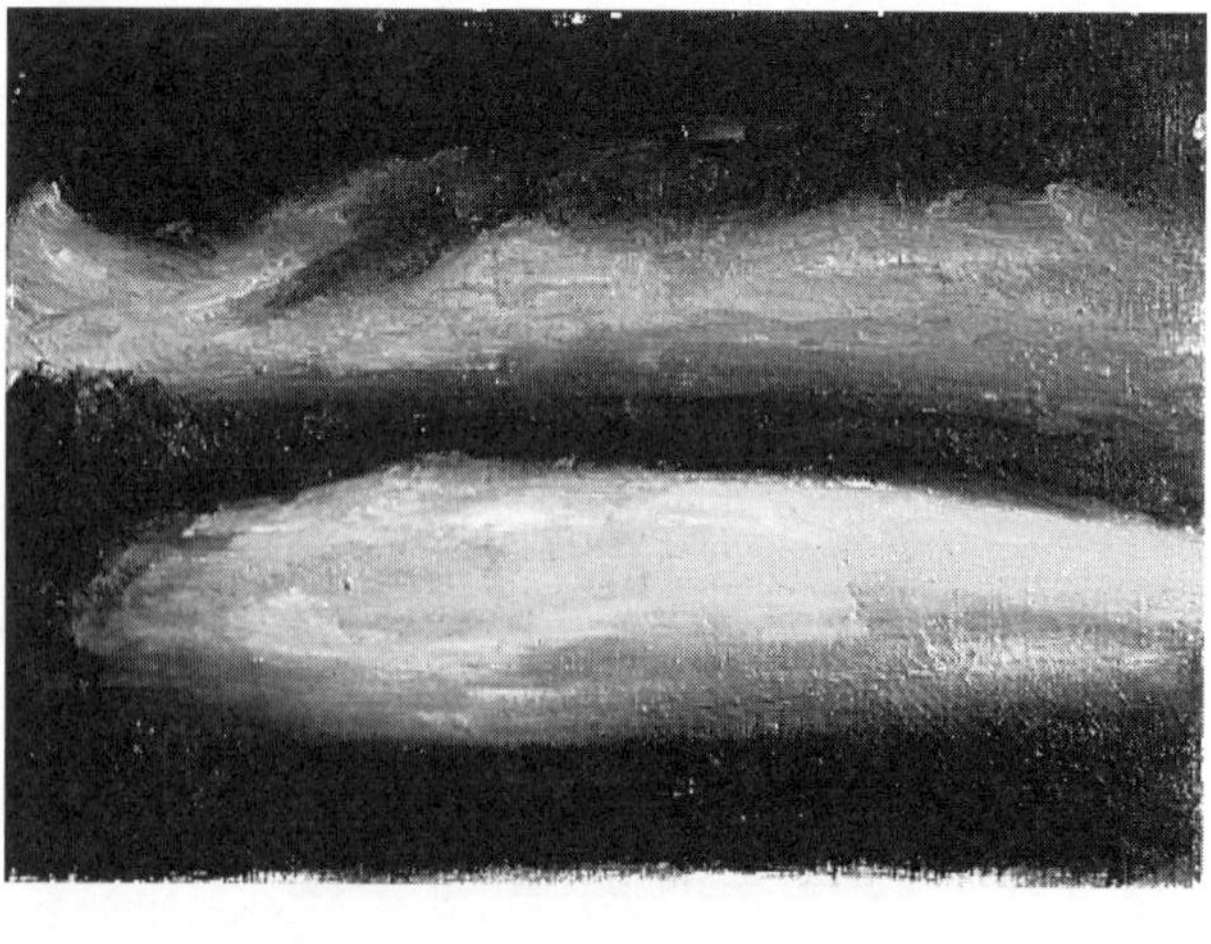

して代わりに不機嫌になったり、ひきこもりの状態になったのかもしれません。こうした認知症の人の内的体験を私たちはどれくらい理解する努力をしているかが問われるところです。

内的体験を理解しようとする視点をもつ

特別養護老人ホームのデイルームで一人の認知症の人が座っています。彼は落ちついた状態でただ黙って座っています。ところが、次のような物語を内的体験としてもっていました。〝老いた病人でいっぱいの奇妙な広い食堂にいる自分をみつけた。なじみの顔や声を探したが、目の前の光景も音も感覚もすべてが混沌としている。どのようにしてここに来たのだろうか。何をすればよいのだろうか。どこにいればよいのだろう。いつからここにいるのか。だれか知っている人が自分をみつけてくれるのだろうか。何かすべきことがあるように歩き回る。常に何かやることがあり、他の人々も何か用事があるように見える。隣にいる白い服を着た若者に「もう家に帰る時間だから……」と言うと、「ここはあなたの家じゃないですか」という返事がかえってくる。私は何かを忘れてしまっているようだ……。いやすべてをだ。どこに行ってしまったのだろうと心配しながら、私を待っている誰かがいるに違いない。どうして誰もが、私のことを知っているかのように笑いかけるのだろう。〟

このような状況の時に、誰かが「どうしましたか？　何か御用がありますか？」などと声をかけてくれるとか、あるいは微笑みながら「こんにちは」とでも言ってくれるとほっとするのではないでしょうか。あるいは、そっと寄り添って肩をやさしくたたいてくれるだけでも不安感は少なくなると思います。

認知症の人が言語によって自分の欲求を表現できないことはケアを困難にしている一つの要因です。あるいは介護者側の都合によってどんどんと事を運んでしまうリスクが常に起こってきます。こうした認知症ケアの特徴を理解して、ご本人の内的体験を理解しようとするスタンスを常にもつことも、パーソンセンタード ケアの大切なポイントです。

3 認知症の人の視点に立つ

認知症の人は、認知障害のために健常者では体験しないような著しい不安感や孤独感に苦しむことがあります。また、私たちの考えとはまったく異なった思いをもって暮らしているといった状況があります。ケアをする場合には、認知症の人から私たちがどう見えるのか、この環境がどのようにとらえられているのかを想像する力が大切です。これがパーソンセンタード ケアのもう一つの重要なあり方といえます。

本人の視点に立った姿勢とは

ある物語を紹介します。

足もとのおぼつかない幼い子（一歳半ぐらい）が公園を歩いていました。ところが何かのはずみで転んで泣き出しました。するとそこに四歳ぐらいの女の子が駆け寄ってきました。助け起こすのかなと思ったら、女の子は倒れている小さい子の傍らに自分も腹ばいになり、幼い子を見てにっこり笑いかけました。泣いていた子もつられて泣きやみ、にっこりしました。女の子が「起きようね」と言うと小さい子も「うん」と言って一緒に立ちあがり、手をつないで歩いていきました。

これは、かつて私が奉職していた聖マリアンナ医科大学の同僚、故・荻野洋一教授がある出版物のコラムに執筆した物語です。教授は形成外科が専門で、幼小児の先天性に見られる口蓋《こうがい》や耳朶《じだ》の形態学的な障がいを治療する医師でした。障がいをもった子どもや両親の苦悩をよく理解し、手術治療後も温かい心で相談にのっていました。

ところで、物語の女の子はパーソンセンタード　ケアの原点を示しています。まず最初に倒れた幼い子に駆け寄ります。そして上から引き起こすのではなく自分も腹ばいになったのです。これこそケアを必要とした人の視点に立った姿勢です。それからにっこり笑って、初めて「起きようね」と言葉に表現して立ち上がることを促しました。自分で起きあがる力とその可能性を信じて、それを果した喜びを共に味わうことを示しています。

言葉で伝えられないつらさを共にする

私はこの物語の根底にあるものが介護の現場で実践されている様子をＮＨＫの『プロフェッショナル　仕事の流儀』という番組で観ることができました（第一〇二回二〇〇八年一一月一八日放送「介護は、ファンタジー」）。それは、福岡県大牟田市で大谷るみ子さんがホーム長をしている「グループホームふぁみりえ」での物語です。暑い夏のある日、認知症の高齢者の一人がなかなか水を飲もうとしません。おそらくぎりぎりのところまできている様子です。脱水症になるからと介護職員は何とか水を飲んでもらおうと説得を続けますが、その女性はコップのそばでテーブルに突っ伏したまま顔を上げません。困り果てた職員が大谷さんに報告します。大谷さんは、まずお年寄りの傍らに静かに座りました。そして、「つらかったネー」と方言で話しかけました。水を飲みましょうとはまったく言葉に出しません。ただ寄り添って女性の髪をそっとなでました。そのまま寄り添って、時々彼女の頭にそっとふれます。ずーっと、かなり長い間、寄り添っているだけでした。同じ姿勢でいたわりの言葉を時々かけています。すると、やがて彼女はそっと顔を上げました。「お水飲みましょう」とひと言です。彼女は大谷さんを見て、コップに手を伸ばしました。

私は、この映像を観てパーソンセンタード ケアという言葉が生き生きと心に浮かびました。言葉はわずかで、ご本人の苦しみ、失っていくことのつらさ、自分自身の身の置き所をなくしていく苦しみなど、私たちには言葉で伝えられないつらさを共にしていこうとする態度、髪をなでる身体接触や身近に寄り添っていく感覚等を介して、ご本人は自分の存在を少し取り戻すことができたのでしょう。まさに介護の達人といわれる方のケアを目のあたりにして、心からの拍手でした。

4 認知症ケアと感性

感性はケアの経験を積み重ねることで育まれる

認知症の人をケアするうえでは、ご本人を中心にしたケア、パーソンセンタード ケアが基本です。介護者や事業所の都合で行う介護ではなくて、ご本人の視点に立った介護です。ご本人が心の中でどんな体験をしているか、どんな物語を話したいのか、目に見えないところを想像してみることが第一です。ご本人が認知力の低下のために間違った考えや行動を起こした時にそれをメッセージとして理解すること、「どうして？」と聞いてみるゆとりをもつこと、そのためのコミュニケーションを工夫してみること、和やかな気分でやさしく接してみることなど、こうしたことが身についていることが介護者には期待されます。パーソンセンタード ケアは、知識としてもっていること、そして行動として表現することが大切です。

もう一つ基本的なことがあります。それが感性です。感受性とも表現されますが、ケアの心を大切にする素質でしょうか。そして感性は育てるものですが、実は教育するのはなかなか難しいと思います。言葉で伝えることには限界があるからです。

しかし、介護職や看護職の方は、そもそも自分の職業として選択された時点で感性をもっていらっしゃると思います。そうでなければ、最初から選択しないことが多いからです。ですから感性については、さらに磨きをかけることに努力していただきたいと思います。それにはケアの経験を一つずつ積み重ねていくことです。認知症の人としっかりと向き合うことが感性を育てる一番の道だと考えています。また、日々の生活体験の中でも、小さい気づきがあった時はそれをじっくりと味わってみることも感性を鋭くすると思います。

0《ゼロ》を聴こうとする心

秋のある日曜日、家内を連れて東京都郊外にある国営昭和記念公園を散策していました。人々の流れのままに歩いてゆくと、二、三本のユリが黄葉をつけた美しい枝ぶりを見せています。思わず足を止めて見上げていると、微風に合わせてサラサラという音をたてます。風がやむとピタリとサラサラという音は消えます。おやっと思いました。この葉ずれの音、きれいだな！　あたかもオーケストラの弦楽器群が主旋律の背景にあって、形容しがたい響きを伝えるような美しさでした。あの音の流れは、録音されたCDやテープではなかなか拾えなくて、生演奏の時に気づかされるような微妙な響きがあります。私は、自然とのふれあいの中で、思いもかけなかったこの出遭いに感動しました。

もう一つ、沈黙という音に気がつきました。微風がおさまった時にピタリとサラサラという音は聴こえなくなります。しかし、一度その音に魅せられた私は沈黙した空間に耳を傾けていました。そして微風が来るのを期待して待ったのです。その時、沈黙の音というものがあることに気づきました。0《ゼロ》の音です。聴く方からいえば感受性というのも心の豊かさというのも、0《ゼロ》を聴こうとする期待というか、緊張というか、準備性というか、こちら側にそのようなものが、実は起こっていることが大切なのだと思います。

私はごく限られた時間ですが、認知症のご本人を診察させていただく時間をもっています。充分な診察の時間が確保されている時には、ご本人から思いもかけないその人らしさがにじみ出る言葉を聞くことができて感動します。認知症のご本人から学ぶことが私の心を豊かにしてくれています。人間の存在のすばらしさや、生き抜いていくことの尊さをしみじみ教えていただくことに、感謝しています。

第3章

認知症ケアに求められる知識と技術

1　認知症ケアに必要な条件

精神科医の室伏君士先生は、認知症の医療とケアに真正面から取り組んだ先達です。熊本県の国立療養所菊池病院で院長を務めていた彼は、一九八五年に自らのケアを「理にかなったケア」という表現をしました。「老人にふさわしい状況や彼らにあった安心な場や人を与えられると、わが意を得たように隠されていたものを現わし、思いもかけない身についた能力を自発的に発揮したりする。これを核にしてよい方向づけとまとまりをつけて進めていくと、いろいろとよいものが付け加わっていく、これを長い目で見ていくと認知症の進行を抑え、あるいは遅くし、時には改善させているものがある」と述べています（室伏君士『痴呆老人の理解とケア』金剛出版、一九八五年）。

私が菊池病院を見学に行くと、認知症の病棟で高齢者がお茶やお菓子をつまみながらおしゃべりをしていました。よく見ると、いつも自分の座る場所がほぼ決まっているようです。安心して参加する、暮らしていく居場所が自然に決まっているのです。

また、こんなエピソードもありました。外泊が終わって家族に送られて帰ってきた認知症の人をスタッフが迎えました。部屋にお連れしようとすると拒否します。ところが向こうから同じく入院中の人がやってきて「ああ、シゲさん、お帰り！」と言うと、パッと明るい顔になってその人についていきました。スタッフは負けた、といった表情。暮らしているうちに自然になじみの絆ができているのでしょう。

こうしたエピソードから、認知症のケアの条件を考えてみましょう。なお、ここでは東京センターでの経験をもとに、施設の専門職を中心にお話ししますが、ご家庭での介護にも通じると思います。

安心のできる居場所と絆（関係性）

居場所が移動してころころ変わったり、担当者が変わることとは、介護を受ける側にとっては安心感や基本的な確かさを失うことにつながると思います。介護する側の効率化や人員配置の状況等、やむをえない場合もあるかと思いますが、工夫をしてみる価値が十分あります。これは私たちも同じように体験することです。

さらにこのことは品物についても言えることです。私も遠くへ旅する時には普段使っているもの、たとえば洗面用具や寝まき等を持っていくことにしています。ホテルのパジャマよりも自分の体になじむし、不安を和らげます。認知症の人が入所する時には、身近に使っているものを一つか二つ持ち込むことを推奨する事業所もあります。高齢者にとっては品物に想い出がいっぱい詰まっているのです。それぞれの品物が新しい見知らぬところでは、心のよりどころのようになって不安感を軽くするのでしょう。

小規模であること

施設あるいは事業所の規模は、四〇～五〇床病棟のような大きさよりも、たとえば一単位八～一〇床程度の小規模が望ましいと思います。デイルームを中心にして個室が九室囲んでいる現在よくみられるグループホームは一つのモデルでしょう。そして台所、トイレ、浴室など、暮らしていくために必要な場所が近くに準備されていること。食事の時には、ご飯やみそ汁、料理の匂いが漂い、談笑のざわめきがまじる家庭的な雰囲気がつくられていれば最高です。これは、大きな空間ではできないことです。

二〇〇一年頃、東京センターにはグループホームのスタッフから、入居してきた認知症の人にみられたＢＰＳＤが少なくなって、生き生きと暮らし始める人が多いという報告が次々に入ってきました。今まで入所していた特別養護老人ホームでは何もしないでひきこもり、一日中寝て過ごしていた人が軽々と暮らしに慣れてきて、若干のサポートによって活発になったというのです。当時の体験はＮＨＫの小宮英美さんの精力的な取材によって『痴呆性高齢者ケア』（中公新書、一九九九年）として残されています。

ゆっくりとした時の流れがあること

認知症ケアの理念として紹介したパーソンセンタード ケアは、現場で実行しようとするとてもできないという声が上がります。それは時間という枠の中で業務を遂行しなくてはならない現実があるからでしょう。しかし認知症の人の行動、思考、言葉のやりとり等には、私たちよりも時間がかかります。ご本人のペースに合わせたゆっくりとした対応が求められているのです。

これには「待つ」という姿勢、あるいは「聴く」という相手を受け入れる対応が大切です。私は診療場面で、認知症のご本人が話し出すまで待ちます。この時も何かメモをしたり、家族の方と言葉を交わす等、他のことに関わりながら待つのではなくて、ご本人と目線を合わせながらひたすら待つのです。すると私が予想もしなかったことを話し始められるのです。ところが、私たちは待つことに耐えられなくて、ついこちらから話しかけてしまいます。たとえば「今日は顔色がいいですね」などと言ってしまうのです。するとご本人は出ばなをくじかれた感じで、言いたいことが言えなくなってしまいます（第6章の5参照）。ですから待つことは「聴くことを第一にする」ことに通じます。

私たちは、ケアの現場でご本人に説明することに時間をかけてしまったり、そのうちに指示ばかりしていませんか？「待つこと」そして「聴くこと」も「〜のために」ではなく、ご本人を無条件に受け入れることにつながります。これがパーソンセンタード ケアの理念でしょう。

人材を育成すること

自分の専門性を自覚しているケア専門職を育てることとです。良い人材を抱えている施設あるいは事業所は、すばらしい財産をもっていると言ってよいでしょう。介護は一〇〇パーセント人がする仕事なのです。

では、どんな人材が望まれているのでしょうか。それは利用者の視点に立って考えることができる人です。その人らしさという個別性を尊重して、どのような気持ちで利用者が自分の前におられるか、想像する力をもっている人です。利用者がどんな気持ちで、今ここで暮らしているのかを把握する感性をもっている人です。感性があるかないかは、第一に問われるところです。

認知症ケアは職場の中で先輩から教えられる職人芸の一面がありますから、職場内トレーニング（On the Job Training）も大切です。定例会議の中で事例を検討して、ケアの課題を明らかにして、どのような対応をするかを学んでいきます。育てる人も育てられる人も同じように育っていく過程がみられます。スーパーバイザーを外部から招いて具体的な指導を受けることができれば、さらに充実するでしょう。

職場外トレーニング（Off the Job Training）に参加することもより大切でしょう。これは職場を離れて一定期間行われる研修です。各地で行われている講座形式を主体にしながら、講座だけでなく演習や実地研修を含めた研修も行われています。また、認知症介護研究・研修センターの三施設では、介護実践者を育てる指導者を養成しています。一〇年以上のケア経験をもつ方が推薦されて集まります。専門性の高い教科内容や経験を積んだトレーナーによる訓練で効果を上げています。同じレベルや立場の受講者の交流によって自分の専門性を確立し、それぞれの自覚をより高く認識していくうえで有益と思われます。

そして何よりも大切なことは、加藤伸司氏（現・東北福祉大学教授、認知症介護研究・研修仙台センター長）が指摘するように、「認知症ケアの師匠は身近にいる認知症のご本人である」ことは異論のないところでしょう。

2 認知症ケアに必要なコミュニケーション

私たちは必要な時に自分の考え、思い、あるいは欲求を相手に伝えています。誰に、いつ、どのような内容を、どのような気持ちを込めて伝えるかをまとめながら、相手の様子や周りの状況に合わせてメッセージとして送っています。そして相手とのメッセージのやりとりをしています。これがコミュニケーションです。

しかし、言葉のやりとりや記憶の低下、判断力の障害をもつ認知症の人は、送られてきたメッセージを理解することが難しいために、日常の生活に支障をきたしてくることになります。そこで私たちはコミュニケーションの工夫をすることが必要になります。

この場合に認知症の人がどのような気持ちでいるのか、どのような思いで私たちを見ているのか等を常に当事者の視点に立って考えていくことが大切です。繰り返し本書で述べているパーソンセンタードの心がまず期待されています。まさに認知症の人とのコミュニケーションは、関わっていく人の専門性が問われる課題であります。以下でその要点について述べてみます。

不安を取り除く

認知症になると著しい記憶低下などのために自分はこれでいいのか、何か大切なことを忘れているのではないか、これからどうなるのかなど、「今、ここ」に不安をもっています。

「記憶がないということは、明日に自信がもてないんです。自分の立っている現在が揺らいでいて、未来も揺らいでいるから、ちょっとしたことで不安になったりイライラする」とおっしゃった認知症の人もいます。

ことに施設や病院へ自分の意思で来たわけでなく、家族に連れられて無理に来訪している場合には、面接にあたる人はできるだけの工夫をして、安心してもらえるような対応を試みることです。「大丈夫ですよ」といった簡単なメッセージが、にこやかな微笑みとやさしいまなざしで伝えられれば、認知症の人にとっては支えの一つになるでしょう。

高齢者のペースに合わせる

高齢になると身支度をしたり、行動を起こしたり、考えるプロセスなどが若い時と比較すると遅くなる傾向が見られます。問いかけに対する応答にも時間がかかります。ことに認知症の人の場合はゆっくりです。答えが返ってくるまでしっかりと向き合って待つことが求められます。要するに、コミュニケーションには十分に時間をかけることが第一の条件になります。私たちのペースで事を運ぼうとすると、正しくご本人の思い、ニーズが理解されないままに物事が進んでしまうことがあります。会話だけでなく、介護をする場面でも、介護者のペースでなく、ゆっくりと高齢者のペースに合わせていくことが大切です。

適切な距離を保つ

私たちと認知症の人との物理的な距離を適切に、そしてしっかり保つことがまず大切です。会話する場合は、少なくとも一メートル以内に近寄って話しかけるようにします。テーブルやベッドなどを隔てて話したり、認知症の人がほかのことに心を奪われている時に話しかけても、効果的ではありません。

高齢者は聴力が低下していることがあります。この場合にはどちらの耳が聞こえやすいかを調べてから、聞き取りやすい側に介護者が座るように配慮します。また、白内障などのために視力が低下している高齢者には、できるだけ近くに顔を寄せて話してみることも必要になります。

また、その人がテレビなどに向かっていて声をかけても振り向こうとしない場合は、物理的には近い距離なのに心理的には遠い距離にいるわけですから、その人に向き合うにはもう一工夫することが必要になります。

適切なメッセージの伝え方

認知症の人は記銘力や判断力の低下のため、あるいは注意を長く保持することが困難なために、多数の情報を一度に理解することは不可能です。できるだけ簡潔な内容に分けることが必要になります。

また、認知症の人は質問の意味を十分に理解せずに答えることがあります。十分な理解が得られているかどうかを確かめることも大切なことでしょう。

話しかける時は口頭で述べるだけでなく、場合によってはメッセージを書いて渡すこともよいと思います。私も診察の際に認知症の人に約束した日時や準備していただく物の名前などを書いてお渡しすることをよくします。もう二〇年位前に大学病院に勤務していた時のエピソードですが、私たちの病棟で水道の蛇口の締め忘れが頻発し、ある時水が廊下にまで溢れて、下の階まで迷惑をかけてしまいました。洗い場の目につくところに「使用後には締めてください」と書いても効果はなかったのですが、「節水」と書いて蛇口にぶらさげたところうまくいきました。くどくどした説明よりも簡潔な表現、水を節約するという緊急のニュアンスがわかりやすく伝わったのでしょう。

非言語的なコミュニケーション

話をする場合には、単に言語による情報伝達だけでなく、非言語的な情報伝達（ノンバーバル コミュニケーション）を適切に混ぜる努力をします。肩に手を置いたり、手を柔らかく握るといった身体的接触を介して面接を進めることも、認知症の人との交流を促進させる意味で有効です。そっと寄り添うことも一つの非言語的なメッセージです。

若年性認知症の当事者であるクリスティーン・ブライデン氏は、「目を見て話してください」と述べています。ちょうど言語機能が未発達の乳幼児が、目を瞬きもせずジーッと親を見つめて言うことを聞くように、言語によるやりとりが不自由な認知症の人も目を見つめること、見つめられることによって、情報のやりとりを補っていると思います。

視線を合わせることは、実は私たちも日常、大切なことを人に伝えたい時に使っています。これはコミュニケーションの一つの仕組みが私たちの身体に組み込まれているからだと思います。

コミュニケーションには感情の交流が大切

認知症の人とのコミュニケーションには、気分やフィーリングといった感情の交流を大切にすることを心がけましょう。認知力が衰えた末期になっても感情の働きは保たれていることが多いのです。

認知症の人は面接中につじつまの合わないことを言ったり、間違った行動を示すことがあります。この場合は、まずはそれを受け入れてみることです。そして、理詰めでの説得は認知症の人は苦手です。むしろ本人のしたいことの理由を察すること、そして本人のフィーリングや感情を受け入れる温かさ、ゆとりを示してみることです。なかなか難しいことですが、ゆったりした穏やかな気分、明るい気分で接してみましょう。

3 認知症ケアに必要な基礎知識

なぜ認知症の基礎知識は必要か

　専門職にとっても家族にとっても、認知症の人を支えていくためには、認知症についての基礎知識をもっていただきたいと思います。なぜなら、認知症については、正しい知識がないために多くの誤解が生じているからです。たとえば、多くの認知症では最初に記憶の低下が起こります。しかし通常の高齢者も〝もの忘れ〟を体験しますから、年のせいだと考えて診療を受ける道を先送りしてしまいがちです。

　もう一つの誤解は、認知症になると何もかもわからなくなり、人としてまったく役に立たなくなると思っている人が多いことです。ことにアルツハイマー型認知症では、発病して一〇～一五年の経過の中で末期に近い三～五年はそのようになる人がいますが、初期～中期では普通に思ったり考えたりすることができる人が多いと思います。あきらめないで早期に対策を考えましょう。面接や接し方も工夫がされていて、診断や薬物療法にも格段の進歩がありますので、基礎知識を知っていただきたいのです。

認知症は認知障害による生活の障害である

認知症は成年期以降における認知機能の障害（知能の障害）のために、日常の生活に支障をきたした状態です。必ず原因疾患（認知症の原因になる病気）があります（表—1）。

私たちは朝起きてから、夜眠りにつくまで、周囲から多くの情報を受け取り、過去から蓄積された知識や記憶と照合しながら状況を判断し、適切な判断を下していきます。これには記憶言語（言葉のやりとりや読み書き等）、計算、理解、認識、思考、判断等の高次精神機能が関わっています。これが認知機能です。従来、知能と言われているものです。

認知機能は脳の神経細胞が担当しています。神経細胞がネットワークをつくり、大脳の表

表-1　認知症の原因になる主な病気

原因疾患	診断名
脳血管障害	脳出血、脳梗塞、ビンスワンガー病
退行変性疾患	アルツハイマー型認知症、レビー小体病、前頭側頭型認知症（ピック病）、ハンチントン舞踏病
内分泌・代謝性疾患	甲状腺機能低下症、ビタミンB_{12}欠乏症、サイアミン欠乏症、肝性脳症、透析脳症、肺性脳症、低酸素症
中毒性疾患	各種薬物、金属、有機化合物などの中毒、アルコール中毒
感染症疾患	クロイツフェルト＝ヤコブ病、各種脳炎ならびに髄膜炎、進行麻痺、エイズ
腫瘍性疾患	脳腫瘍、転移性腫瘍
外傷性疾患	頭部外傷後遺症、慢性硬膜下血腫
その他	正常圧水頭症、多発性硬化症、神経ベーチェット病

認知症の原因疾患は70種類以上あると言われているが、もっとも多い疾患はアルツハイマー型認知症である。

出典：長谷川和夫『認知症の知りたいことガイドブック』中央法規出版、p. 33、2006年

面全体、そして脳の深部にもあって、情報の処理を司っています。高度のコンピュータと考えてよいでしょう。ネットワークは脳の場所によって機能が異なりますので、傷害を受けた場所によって症状は異なります。一人ひとりの原因疾患も傷害を受ける場所も、そして程度も千差万別ですから、認知症ケアでは個別的な対応が大切になってくるのです。

認知症は加齢に伴って増加する

図―1は、六五歳以上の高齢者について五歳ごとに認知症の有病率を示したものです。前期高齢者（六五～七四歳）では、認知症の人はおよそ一～三パーセントであったのに、後期高齢者（七五歳以上）では、七五～七九

図-1　認知症を有する高齢者の割合

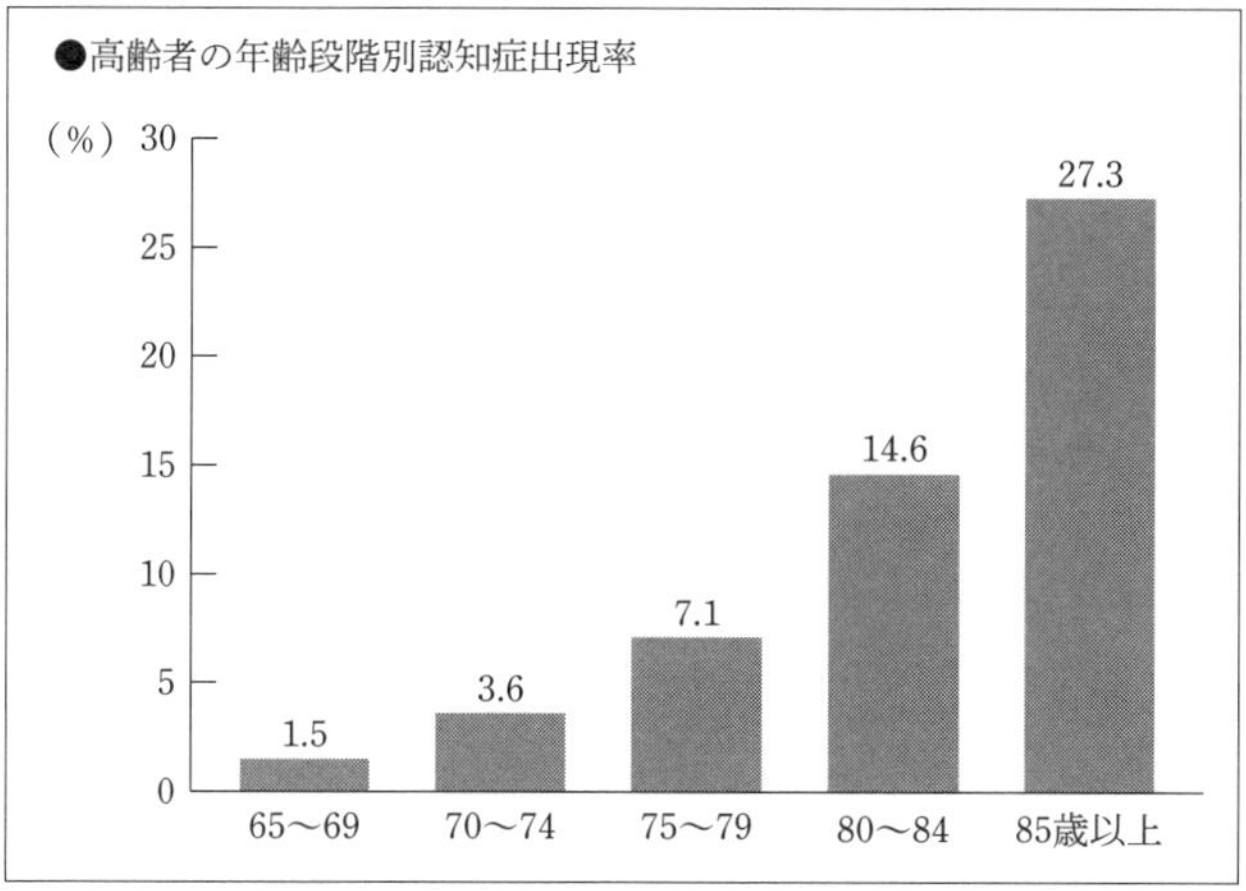

出典：「老人保健福祉計画策定に当たっての痴呆老人の把握方法等について」
平成4年2月老計第29号・老健14号

歳で七パーセントに達し、八五歳以上になるとおよそ四人に一人という高率を示します。二〇一〇年現在、認知症高齢者の数は約二〇〇万人と推定されます。

また、認知症は若い人にも起こります。六四歳以下で起こる場合を若年性認知症と呼びます。全国推定では二〇一〇年現在、三万七〇〇〇人とされ、高齢者に対して少数ではありますが、適切な対策が迫られています。ご本人は家庭や職場で大黒柱の役割を果たしていますから、経済的な支援や就労対策等が特に必要になります。

健常者のもの忘れと認知症の人のもの忘れ

高齢期認知症では、記憶力の低下が初めに起こります。このため加齢による通常のもの忘れと考えられ、早期の発見が遅れることがあります。認知症の記憶力低下の特徴を知っておくことは大切です。

第一に、通常のもの忘れは自分の体験したことの一部分を忘れますが、認知症のもの忘れは体験の全体を忘れることが特徴です。これをエピソード記憶の低下と言います（044ページ参照）。第二に、通常のもの忘れでは、忘れていることを自覚していますが、認知症ではもの忘れを自覚できない、気づかない、ということが特徴です。第三に、通常のもの忘れでは日常の生活に支障をきたしませんが、認知症の場合には日常生活に支障をきたしてくるのが特徴です。このようにかなり明確に違いがあります。

軽度認知障害（ＭＣＩ）

従来、加齢によるもの忘れと考えられていた高齢者の認知機能を追跡調査したところ、新事実がわかってきました。二〇〇一年、アメリカのＲ・Ｃ・ピーターソン（R. C. Peterson）博士は正常老化のもの忘れと認知症の間に、やがて認知症へと進んでいく境界グループのあることを提唱し、軽度認知障害（ＭＣＩ：Mild Cognitive Impairment）と名づけました（図―2）。このＭＣＩに早く気がついて対応

図-2　MCI の位置づけ

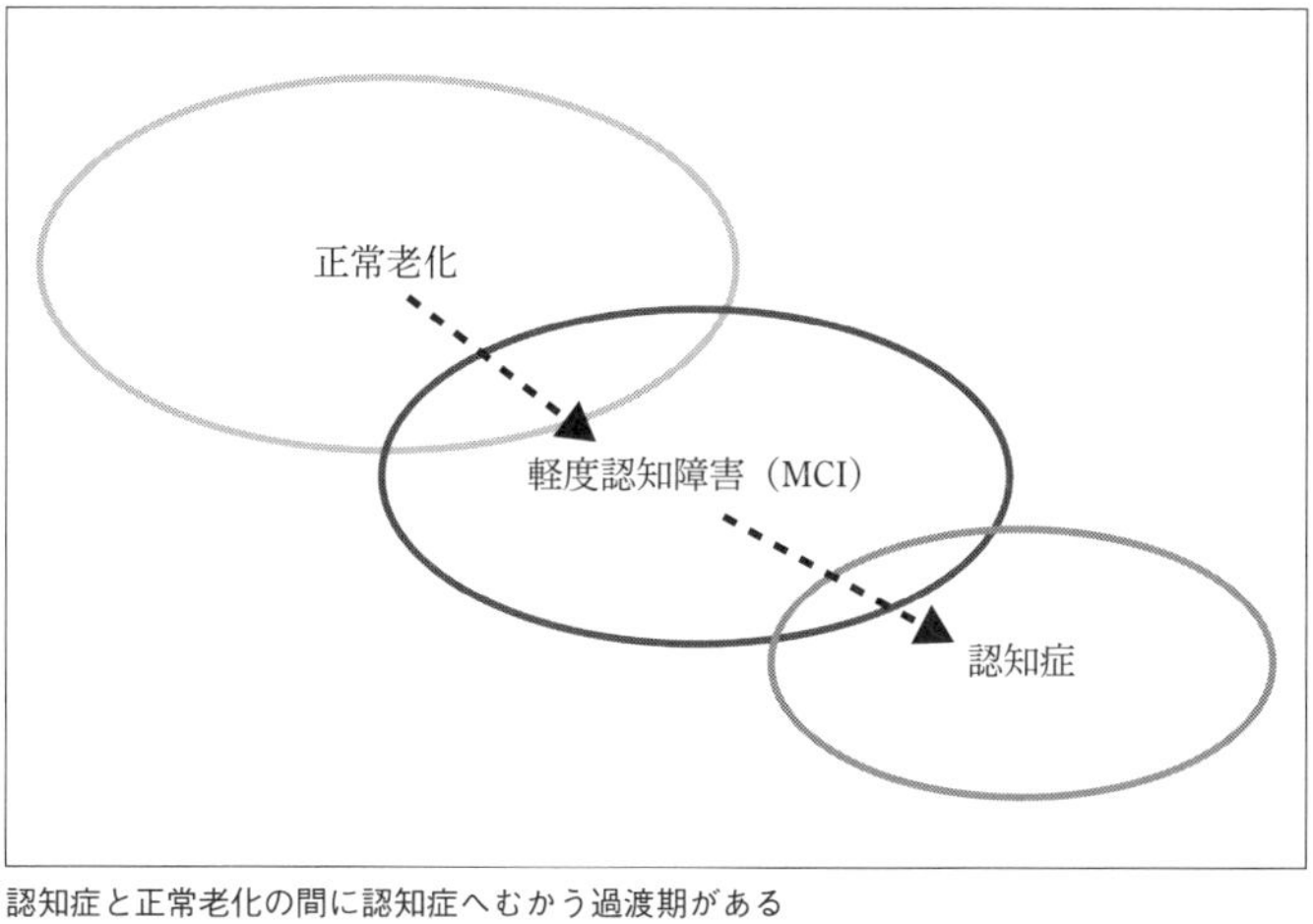

認知症と正常老化の間に認知症へむかう過渡期がある
出典：須貝佑一『ぼけの予防』岩波新書、p. 57、2005 年

をすすめることが注目されています。彼はＭＣＩの診断基準を次のように提唱しています。

1　もの忘れがひどいという自覚症状があり、他人からも指摘される
2　そのもの忘れが年齢相応とはかけ離れている
3　その他の知的障害は少ない
4　日常生活は普通
5　認知症にはなっていない

ＭＣＩと診断された人たちの中から認知症に移行する割合は、年間約一〇パーセントとされています。ＭＣＩは特にアルツハイマー型認知症で顕著に見られますので、もの忘れが年齢のわりには著しい場合には、生活に支障がなくても注意して早期の対応を考えることが大切です。

認知症の予防

認知症の多くは、加齢によって発症の頻度が増えてきます。特にアルツハイマー型認知症では、年をとることが一番高い危険因子とされています。したがって、認知症の予防は一生涯、認知症にならないということではなくて、認知症になる時期をいかにして遅らせ

るかということになります。

認知症の危険因子としては、次のようなものが挙げられます。

脳血管性認知症の危険因子は、高血圧、脂質異常症、糖尿病、肥満、いわゆるメタボリックシンドローム、次いで運動不足、高カロリー食、過剰な食塩摂取、喫煙等の生活習慣が挙げられます。

アルツハイマー型認知症の危険因子としては、高年齢、認知症の家族歴、ダウン症候群、脳外傷、甲状腺機能低下、うつ病等が挙げられています。また喫煙、運動不足等に加えて、最近はメタボリックシンドロームや知的活動の少ない生活習慣等も発症を早めるといわれています。

図-3 認知症の予防　危険因子と緩和因子

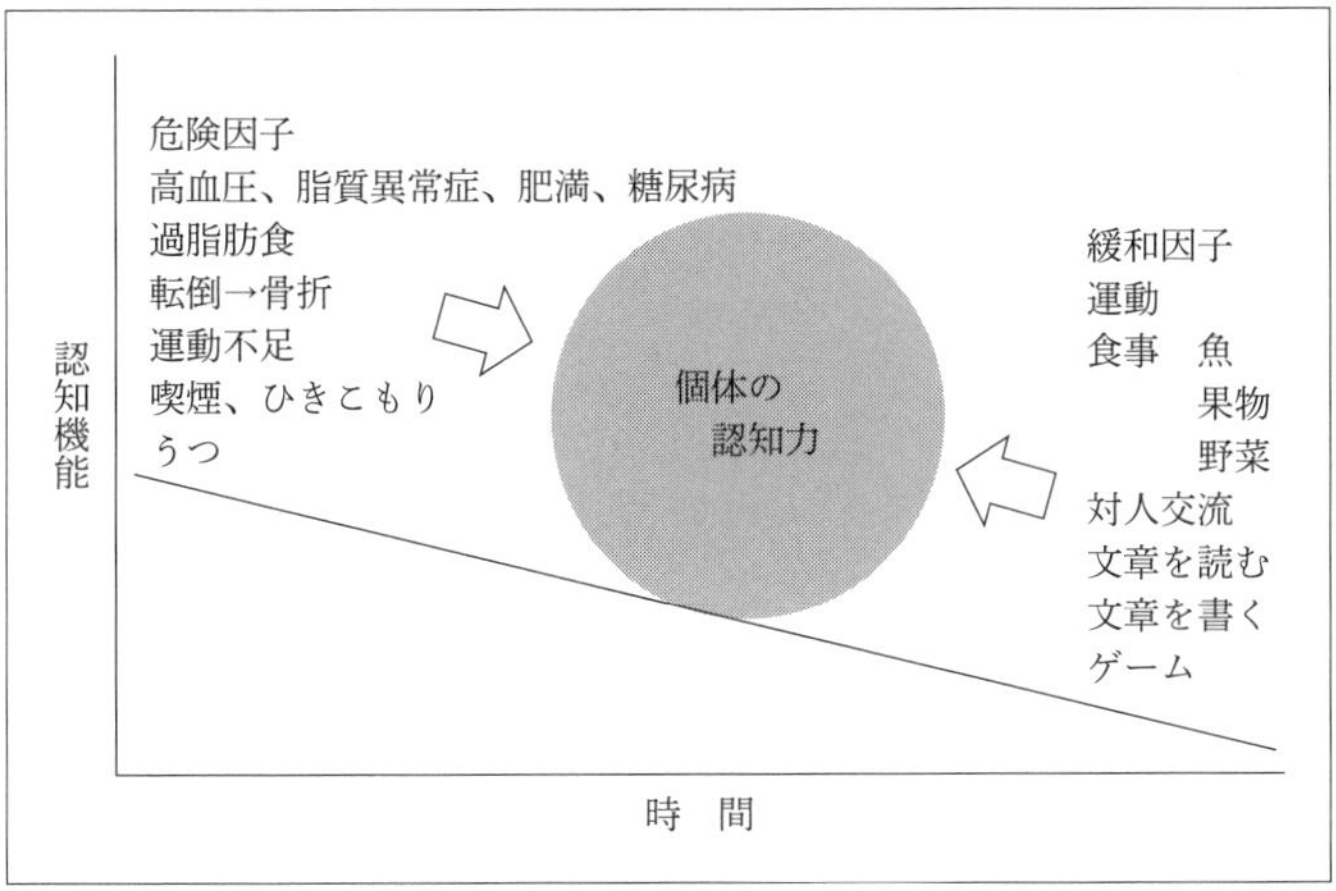

出典：介護福祉士養成講座編集委員会編『新・介護福祉士養成講座12　認知症の理解』中央法規出版、p. 81、2009年

ところで、メタボリックシンドロームは脳血管障害の強い危険因子ですが、最近の報告では、アルツハイマー型認知症の発症も促進するとされています。たとえば、高血圧、脂質異常症、あるいは糖尿病を早めに治療しておくことは、脳血管性認知症だけでなく、アルツハイマー型認知症の予防にもとても有効です。

下り坂を徐々に下ってゆくボールを高齢期の認知力として、これをさらに下降させる危険因子と、それを押しとどめようとする緩和因子を図—3のように示しました。生活習慣の中で継続して努力することが認知症の予防につながります。

4 認知症ケアに必要な医学知識

認知症のケアの基礎知識の中でも、医学知識はもっとも必要な知識でしょう。早期診断は正しい治療の第一歩です。また、診断や治療も年々進化している状況があります。長い経過をたどる中で医療の果たす役割は暮らしを支えるケアと共に、まさに車の両輪の役割をもっていますので、原則的な医学知識を知っていることは、ケアをする方にとっても大きな力になると思います。

アルツハイマー型認知症（アルツハイマー病）

アルツハイマー型認知症は認知症の原因疾患の中で最も多く、約五〇～六〇パーセントを占めます。高齢になってAβ蛋白が脳組織に増加し、凝集したアミロイドが神経細胞のネットワークを壊していくことから徐々に進行します。やがて神経細胞内にもタウ蛋白が蓄積して細胞自体を死滅させて認知症を起こします。病態の始まりから症状の発現までに一〇年位かかると言われています。図―4に示すように発病から終末まで平均八年とされています。多くは側頭葉の海馬より始まり、頭頂、後頭葉、そして前頭葉へと進行します。

中核症状と周辺症状

アルツハイマー型認知症の症状には、大きく分けて中核症状と周辺症状の二つがあります。図―4の左側に中核症状といわれる認知障害、右側に周辺症状を記載しました。なお、ここではアルツハイマー型認知症の経過を一例にとって説明しますが、他の認知症についても、同様の症状がありますので、参考にしてください。

中核症状については、軽度では記憶低下、言葉のやりとり（失語）、手順の障害、料理などができない（実行機能障害）等、中等度

図-4　アルツハイマー型認知症の経過

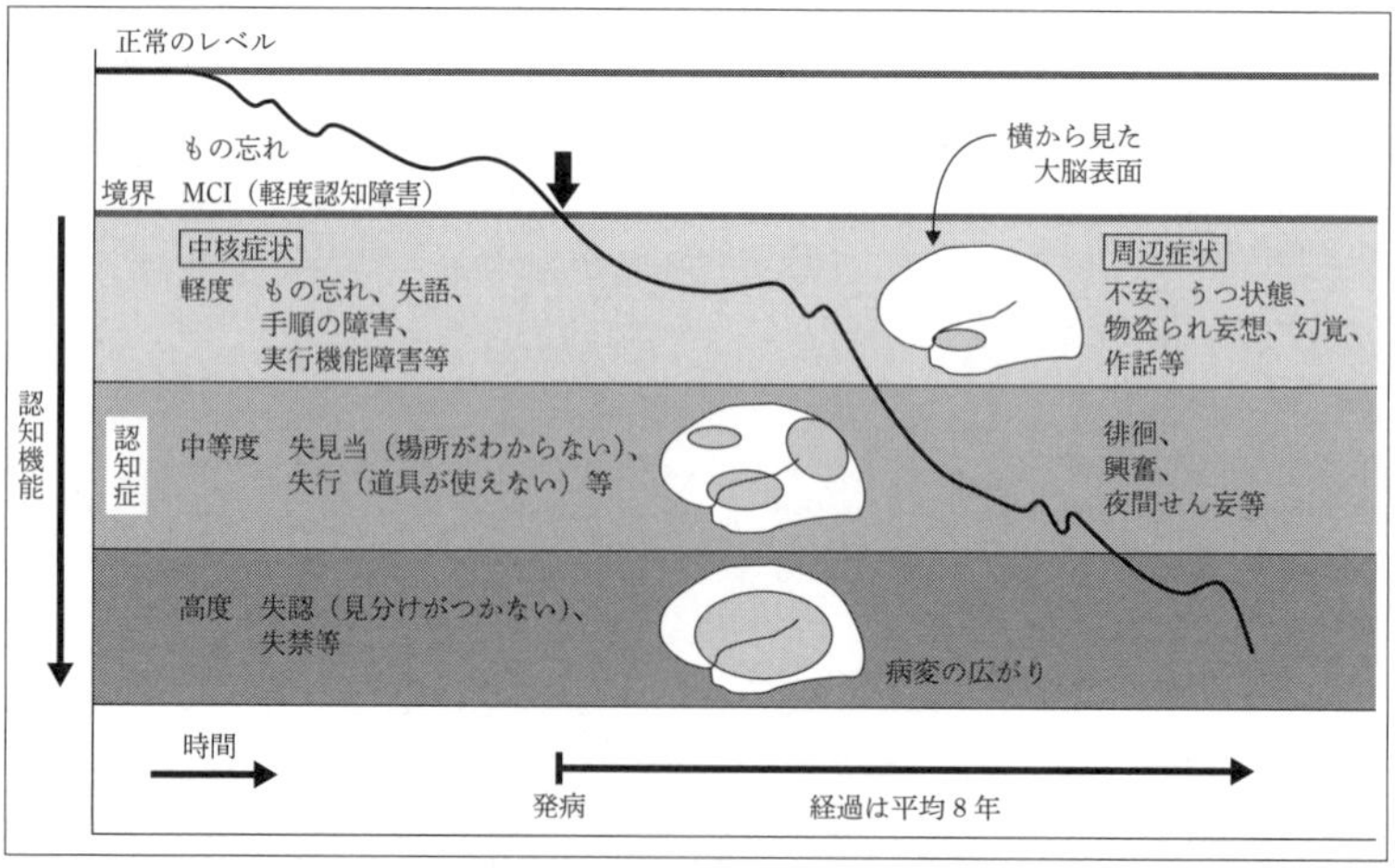

出典：須貝佑一『ぼけの予防』岩波新書、p. 76、2005年を一部改変

では時間や場所の見当がつかない（失見当）、失行（道具が使えない）等、さらに高度になると失認（親しい人の顔を認識できない）、そして失禁、寝たきり状態、嚥下障害、褥瘡《じょくそう》等が見られるようになり、終末を迎えます。末期の身体機能の著明な低下を除き、これらは認知症の中核症状といわれます。脳病変の障害によるものです。

右側の症状は周辺症状とよばれ、ＢＰＳＤとも呼ばれています。軽度の時には不安、うつ状態、物盗られ妄想、幻覚、中等度では徘徊、興奮、そしてせん妄等です。大部分は認知症のご本人が生活のうえでズレを体験して、何とか適応しようと試みたところ、間違った行動になってしまった状態です（図―5）。

図-5 周辺症状の出現までの一例

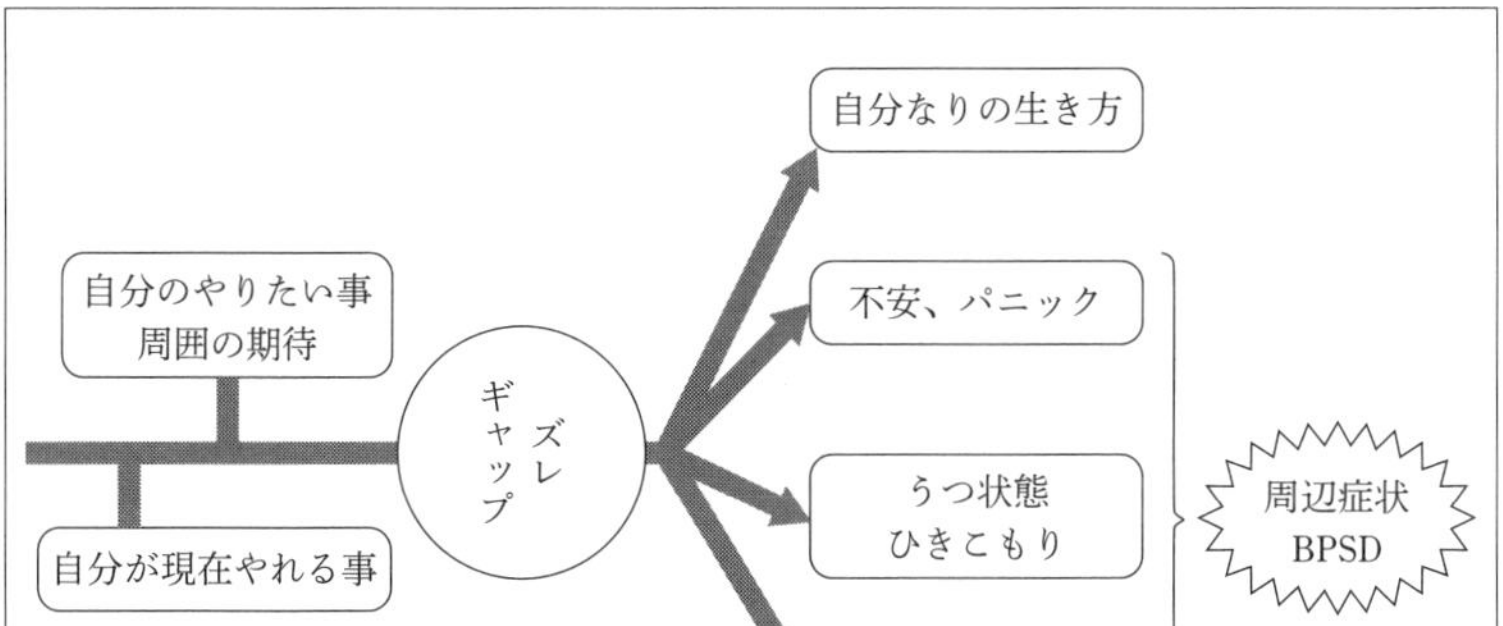

ただ、幻覚の一部やせん妄は脳病変のために起きてくるもので、これらはケアの力が及びがたい部分があります。

なお、中核症状は認知症の症状ですが、周辺症状は必ずしも起こるものではなく、認知症のおよそ七〇～八〇パーセントに見られるものです。

脳血管性認知症

脳血管性認知症は、文字どおり脳卒中（脳梗塞、脳出血）やくも膜下出血等の脳血管障害によって起こります。これらは脳動脈硬化や高血圧、脂質異常症が背景にあって、脳血管が詰まって酸素や栄養が届かなくなり、神経細胞が死んでいくために認知機能の低下が起こります。

脳血管性認知症の特徴は、機能の低下が該当する血管の先にある神経細胞に限定されることです。たとえば運動機能を司る部位の機能が低下すれば麻痺や運動障害が起こります。言語中枢がダメージを受ければ、言葉がうまく話せなくなります。浮腫や圧迫したりしない限りは当該神経細胞が受けもっている働きだけに限られますから、「まだら認知症」の状態になります。

また、脳血管性認知症は、アルツハイマー型認知症に見られるような連続する「進行性」ではなくて、後遺症的な状態です。したがって、しばしば脳血管障害に見られる運動麻痺などが早期リハビリテーションによって快復するように、脳血管性認知症は軽快する可能性が高いのです。しかし、新しい脳梗塞が起こると別の機能が失われることになり、発作のたびに「階段式」に症状が悪化していくことになります。

治療は、原因である脳血管障害の薬物療法や外科的治療、そしてリハビリテーション等が主体です。

レビー小体型認知症

レビー小体型認知症は、パーキンソン症状と幻視体験、そして認知症が見られる疾患です。レビー小体といわれる異状物質が脳組織に沈着します。

パーキンソン症状は、安静時振戦（手指等が震える）、筋固縮（顔面筋や四肢の筋肉が固くなる）、動作緩慢、姿勢保持の困難の四症状があります。身体全体の動きが悪くなり、最初の一歩が踏み出せない（すくみ足）、小刻み歩行、仮面様顔貌（顔の表情が乏しくなる）と特徴的です。

幻視体験とは、実在しないものが見えることです。たとえば黒服の男が家の中に入ってくるとか、ベッドの下に水が流れてきたといったことがありありと見えるのです。

レビー小体型認知症は進行が比較的早いので、初期の頃から介護は大変です。治療薬は、認知障害にはドネペジル塩酸塩（アリセプト）が有効とされています。この他、パーキンソン症状や幻視には、それぞれ別の薬が用いられます。

前頭側頭型認知症（ピック病）

前頭側頭型認知症は初老期に発症します。ピック病とも言われます。前頭葉と側頭葉に限局して脳が萎縮していく病気です。本態は不明です。初老期のアルツハイマー型認知症患者数の一〇分の一程度と言われています。

初期から人格変化が起こるのが特徴です。人格が変わったようになり、周囲に無頓着で、何もしない無精な生活を続け、人から注意されても平気で、自分勝手、わが道をいくといった行動をします。衝動的な暴力やお金を支払わずに商品を持ち帰る、破廉恥な行為をする場合もありますが、本人に悪気はありません。進行すると言葉の意味がわからなくなり、日常の言葉、たとえばカレーライスとか財布といった日常用語が何なのか理解できなくなります。記憶は保たれ、失見当もないので迷子になることはありません。何年にもわたって持続しますが、やがて認知症が進行して、無言、無動、そして寝たきり状態になります。一〇年以上の経過をとります。異常な行動が続く時には、一時的に精神科医療施設に入院して対症的な治療が必要になります。

慢性硬膜下血腫

脳を覆っている硬膜の下に細動脈の破綻による出血のために血腫ができ、脳神経細胞を圧迫して認知症を起こしたものです。

転倒して頭部を打った直後は、打撲による痛み以外は症状がなく、ＣＴ等の画像所見も正常です。ところが、二〜三か月後に記憶低下、判断力低下、歩行失調や尿失禁等が起きてきます。この頃になると、画像診断で診断が容易になされます。簡単な手術で除去され、認知機能も快復します。治療可能な認知症の代表とされています。しかし、六か月以上放置しておくと快復は難しくなります。

認知症の治療薬

アルツハイマー型認知症の治療は、薬物療法が主体です。アセチルコリン分解酵素阻害作用をもつドネペジル塩酸塩（アリセプト）が主に使われています。根本治療薬ではなくて進行の抑制に効果があります。一日一回、一錠三ミリグラムから開始し、二週間後に一錠五ミリグラムに切り替えます。そして高度の状態の場合には五ミリグラム錠投与の四か月後に一〇ミリグラム錠に替えて投与を続けます。いずれも一日一回食後に服用します。

副作用は吐き気、食欲不振、便秘、下痢等の消化器症状が主で、三〜四日間の中止により軽快することが多く、消化剤や整腸剤の併用で対応できます。時にイライラ感や興奮状態等をみることがありますが、一時的に中止したり、抗不安薬等を併用することで軽快します。高度の認知症は時に五年以上も続くことがありますが、この時期にも進行を穏やかにする効果をもつことはご本人にとって大きなメリットがあると思います。

二〇一〇年現在、類似の進行抑制薬等が申請され、また根本治療薬やワクチン等の治験が進行中で多くの期待を集めています。

認知症にはさまざまな原因疾患があり、その病態も症状も多様です。さらに生活障害を起こしてきます。ご本人の生活史や環境も多様ですから個別的な支えが大切になります。

第2部

臨床の原点から現在に至るまでの歩み

ありのまま

今　ここにいるあなた
その尊さを受けとめて
ありのままのあなたに
寄り添わせてください

第4章

医師として認知症に取り組むまで

1 戦争体験

私の父は銀行員でしたが、実家は愛知県東春日井郡（現在の春日井市）の農家でした。私は、一九二九年二月に愛知県で生まれ、幼少期を過ごしましたが、父の仕事は転勤が多く、西宮市、名古屋市、東京市と移りました。

小・中学時代、日本は戦争体勢にありました。旧制中学一年の時、日米開戦・真珠湾攻撃がニュースで流れ、これは大変なことになったと思いました。中学の教科には軍事教練が入り、挙手の敬礼から始まり歩兵銃の操作等の授業も受けました。

そして、一九四五年三月、東京はB－29の大空襲に遭いました。私が当時暮らしていた東京の渋谷区笹塚も焼夷弾《しょういだん》の直撃を受けました。焼け野原に茫然と立ちすくむ体験をしたのです。その数か月前、弟と末の妹はそれぞれ小学校の五年生と三年生でしたが、国の方針で集団疎開となり、長野県飯田町に移っていました。新宿駅で夜行列車に乗ってゆく二人を、涙をこらえて送りました。父母と私と上の妹の四人は、風呂敷包み一つを手に、静岡県沼津市近郊の牛臥《うしぶせ》に叔父を頼って疎開しました。仕事の都合で父は一週間後に東京に戻り、まさに一家は離散する生活になったのです。

私と母と上の妹の三人は、海辺のお寺の一隅を借りて暮らしました。食事は南瓜《かぼちゃ》を煮たもの、それだけでした。ところが、牛臥に移って二か月も経たない七月一七日の未明、沼津市も空襲にあい（沼津大空襲）、焦土となりました。私たちは命からがら今度は父の実家がある愛知県に移りました。母と妹は慣れない農家の仕事を手伝い、私は近くの村にある陸軍の工場で銃の弾丸をつくる旋盤工《せんばんこう》として昼夜勤の作業に従事しました。旧制中学三年、一五歳の時でした。

そしてあの日、八月一五日を迎えました。暑い日でした。祖父を中心にラジオの前に家族一同が集まって、天皇陛下の放送を聞きました。「忍びがたきをしのび……」というお言葉が胸にしみました。

その日から私の家の近くにあった小牧飛行場（現・県営名古屋空港）から毎日早朝から聞こえていた戦闘機のエンジン音がパッタリやみました。翌日、静かな朝を迎え、「ああ、戦争は終わったんだ」と実感しました。そのとき、本当によかった、よかった、と子どもながらに思いました。

すごい変化でした。平和という静けさを身体で感じました。外は青い空、そして暑い夏の日ざしがありました。夏になるとこの想い出が常にあります。貴い平和をしみじみ体験した夏でした。

毎年八月一五日は、私の心にこの日のことがよみがえります。そして戦争は絶対にしてはいけない、平和を勝ちとるために力を尽くしたいと思います。

終戦記念日の記憶は、高齢になってからの回想ですが、この回想された過去の事実は、現実になまなましくよみがえります。人の過去は履歴上の過去とは別に現在にも生きていて、今を動かしていることを実感しています。

認知症の人が過去を話し始める時、それは決して単に過去の物語を回想しているだけではなく、その人にとっては今につながる現実

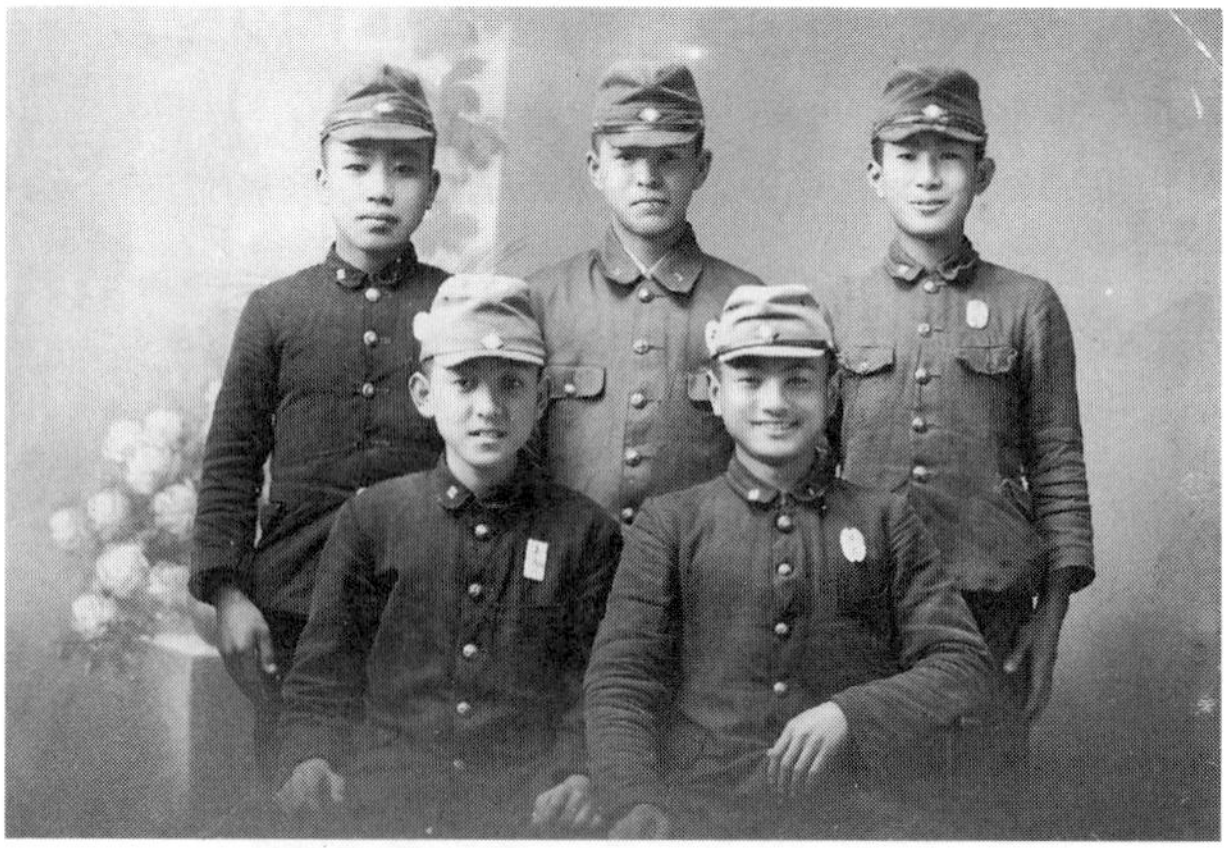

1945年、中学３年時の親友たちと。一人ひとり名札をつけカーキ色の戦闘帽をかぶっている（前列左端が著者）。

的な物語でもあるのではないでしょうか。そして、その人のこれからの物語をつくる可能性を秘めているのではないかと思います。

2 私とキリスト教

キリスト教に入信

一九四八年、私は叔父の勧めにしたがって、医師を志し、東京慈恵会医科大学（以下、慈恵医大）に進学しました。そして心理学や脳の科学について興味をもち、精神医学を選びました。

大学に入学して半年くらいたった頃、同級生のT君が私の自宅に訪ねてきて、「君は不真面目だよ。人生で大切なこと、何のために生きているのか考えていないだろう」と言いました。平凡な学生生活を送っていた私は、不真面目と言われてショックでした。終戦の爪跡がまだ残っていて、生活していくこと自体に貧困と荒廃があった時代でした。

友人の忠告を契機に、生きることの意味を私なりに考え、哲学書などを読みあさってみましたが、自分の心にある虚しさはどうすることもできません。自分の存在がやがては消滅することにも強い不安をもちました。何度もためらった挙句に、通学途中にあるキリスト教の小さな教会、東京池袋教会を訪ねました。

寒い日でした。牧師館のこたつに招き入れられました。迎えていただいた溝口牧師の温かい顔、最初の言葉は「よく来ましたね」でした。来訪の理由も、名前すらも聞かれませんでした。そして、日曜の礼拝に集まってくる人々の平安な明るさ、温かい微笑み、そして祈りの時の清々しい横顔を見て、驚きました。その時から一つひとつの出遭いに導かれるようにして現在の自分があります。そして自分の確かな物語として、私の支えとなっています。

躓きの石

一九四九年四月一七日、私は復活祭の日に溝口牧師により洗礼を受けました。二〇歳でした。

ところがその二か月後の六月四日、聖霊降誕祭と呼ばれる日に教会が二つに分裂してしまいました。太平洋戦争当時に追放された外国からのミッション教団は、終戦を経て日本へ戻ってきていました。私の教会にもその波が押し寄せたため、私の導師であった溝口牧師は十数人の信徒と共にミッションに戻ることになり、二派に分裂したのです。新しく入会したばかりの私にとって、教会が分裂したことは驚きでした。そして、状況のわからないままに溝口牧師と別れてしまいました。私にとっては「躓《つまず》きの石」でした。

神秘的な出遭い体験

それから三年後、溝口牧師はがんにかかり、重篤な状態になっていると伝え聞きました。私はすぐに牧師宅にうかがいました。応接間に出てこられた夫人から面会謝絶の旨を伝えられましたが、なんとか面会を許されました。ベッドに横になった先生は、あのいつもの温和な微笑みをたたえて、「しばらくだったね」と言われました。私は何も言えずにただ先生の傍らにひざまずきました。先生は「主はひとつだよ」と言われました。その時、突然、先生の背後の上の方から強い白い光がパーッと降りてきました。ベッドの上の先生と私はまぶしい白光に包まれました。

私はたたきつけられたようにひれ伏してしまいました。一分ぐらいだったと思いますが、私は涙があふれて、ただ申し訳なかったという気持ちでした。なぜ、そのような気持ちになったのかは、うまく表現できません。「よく来てくれたね」という先生のお言葉を背にして帰りました。その三日後に先生は亡くなりました。

あの白光は何だったのか。私はあの時、神様が来られたのだと確信しています。たまたま雲の切れ目から陽光が降ってきたのかもしれませんが、私にとっては神秘的な出遭い体験でした。

実は、私はこの体験を書くのをずいぶんためらいました。神懸かりなことと思われる人もきっといらっしゃるでしょう。しかし「出遭い」というのは本質的には個人の体験ですからね。教会分裂という「躓き」は実はその陰に大きな恵みが用意されていたのだと思っています。

アメリカへ留学

やがて私は青年会に入り、さらに子どもたちのための日曜学校の教師を引き受け、活発な教会活動に入りました。また、青年会では夏になると五日市の施設を借りて二泊三日の修養会を開いて、祈りと交流の時をもったことも青年時代の想い出に残っています。その後、大学を卒業してインターンや病院勤務が始まると、当直や土・日曜日の勤務等の厳しい日々を迎え、主日礼拝から遠ざかる日々がありました。

詳しくは後述しますが、一九五六年には、加藤亮一牧師に推薦されて留学生試験を受けました（105ページ参照）。これはＩＢＣという国際的なキリスト教団体が一～二年間、

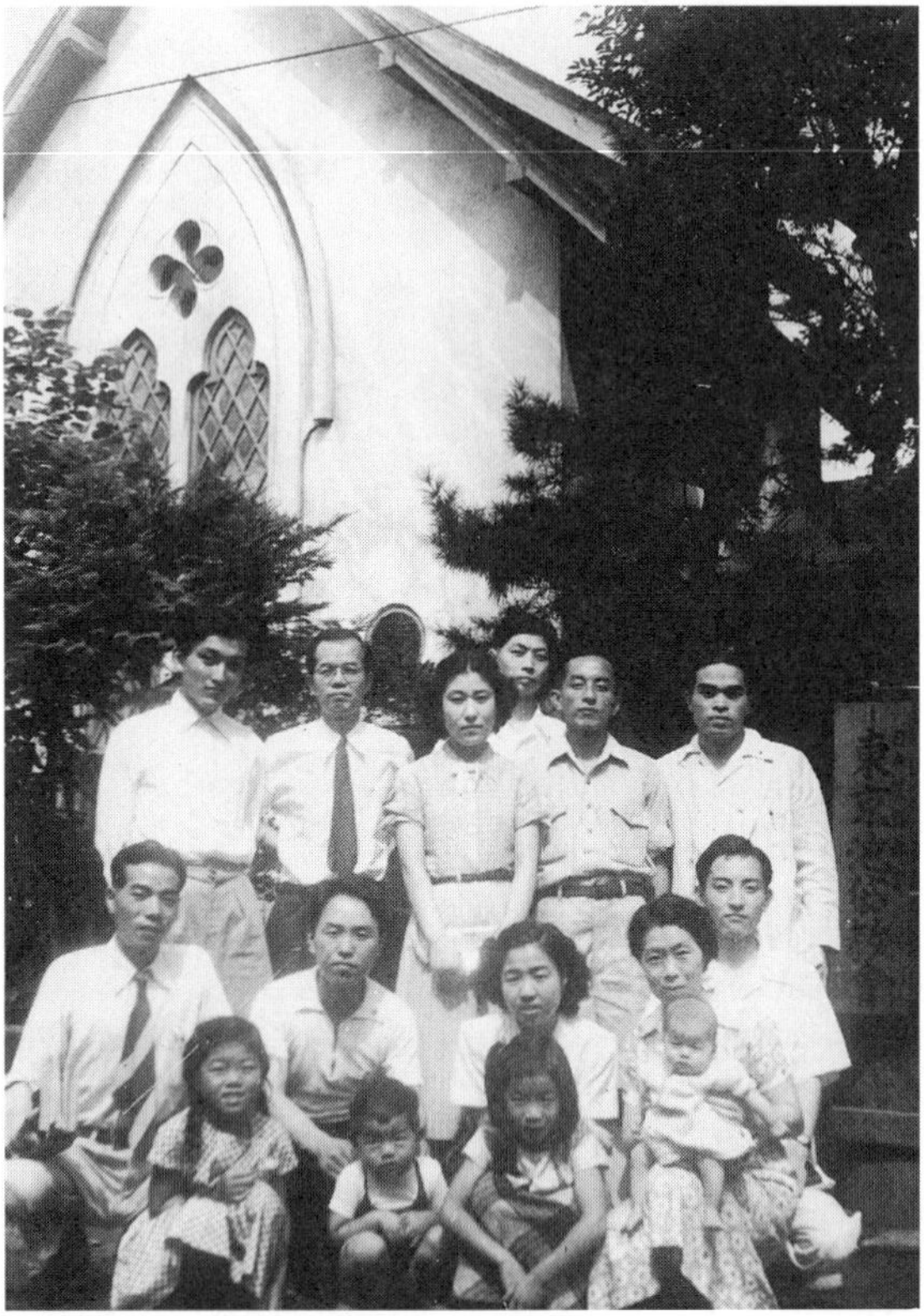

1950年、東京池袋教会のスタッフと牧師ご一家たちと（中段右端が著者）。

キリスト教関係の団体（主として牧師職やミッションスクールの教員、そして一般教会員）を対象に行うものです。学科試験はなくて主に英会話力のテストと面接によって選ばれます。これに合格して二年の予定でアメリカ ワシントンDCにある聖エリザベス病院に精神科レジデントとして、また最後の六か月はボルティモア市のジョンズ・ホプキンス大学病院の脳外科教室の臨床脳波部に留学しました。このことは、その後の私のキャリアに大きな転機を与えました。

留学中はIBCの協力教会、福音改革派（Evangelical and Reformed Church）に支えられ、毎日曜日の午後は日本語による礼拝サービスに出席しました。黒田牧師夫妻には親しくしていただき、大変お世話になりました。

キリスト教の真髄を臨床に反映

一九六二年、二度目の留学から帰国した私は、慈恵医大の教職につきました。ここでは臨床と研究、そして学生の教育という多忙な日々で教会生活とは縁遠くなってしまいました。その後、一九七三年に聖マリアンナ医科大学という新設医大の神経精神科学部教授として着任したことをきっかけに、再びキリスト教と関わることになりました。この大学は、カトリックの信者である明石嘉聞氏が創設され、建学の理念としてキリスト教の愛をもって医療を実践することが掲げられていました。学生の教育として聖書に基づく講話を述べること、自らの臨床面にキリスト教の真髄が反映されるように努めることを心がけました。同大学では、一九九三年に学長に就任し、一九九九年まで勤めました。

一九九七年頃から日本キリスト教団銀座教会に移りました。信徒伝道週間に講演に立ち、信仰者の視点からの認知症についてお話をさせていただくこともありました。

二〇〇一年に高齢者痴呆介護研究・研修東京センター（現・認知症介護研究・研修東京センター）に移ってからも、折にふれ研修生との語らいの中でマタイによる福音書の「からし種がまかれて、小さい種が成長するともとの野菜より大きくなって空の鳥が来て、枝に巣を張るほどの木になる」とか、ルカによる福音書の一〇章にあるサマリヤ人のたとえ（006ページ参照）等を引用して、認知症のケアについて語りました。

今は、こうした道が神様によってあらかじめ準備されていたのかという想いがあり、感謝しています。

3 森田療法との出遭い、留学

森田療法との出遭い

私が慈恵医大を卒業したのは一九五三年、二四歳の時でした。インターンとしての一年研修を終えて、同大学の精神神経科教室に入ったのが精神科医としての第一歩でした。当時の教室は、森田療法という日本で開発された精神療法を行っていることが特徴でした。このことは現在、私の認知症診療に重要な影響を与えていると思います。森田療法とは、教室の初代教授である森田正馬博士によって一九二〇年頃につくられた、神経症（ノイローゼ）に有効でユニークな治療法です。

神経症の発症は、症状に対する〝とらわれ〟が起こることから始まります。たとえば、胸がどきどきしたことから心臓発作かと不安になり、それにとらわれてしまって、発作が起きた時電車よりタクシーの方が病院にすぐ連れていってもらえるからと、電車に乗るのを控えて、いつもタクシーで通勤するなど、行動にも支障をきたします。あるいは、眠れないことに不安になり、眠れないことにとらわれて、眠ろう眠ろうとしてかえって不眠症をひどくするとか、人前に出ると顔が赤くなるのを気にして、人に会うのが怖くなり対人恐怖症になるなど、症状にとらわれて常に内向的になり、現実の生活がスムーズにいかなくなります。この症状と注意を内に向ける心のとらわれから神経症が起こってきます。

森田療法のオリジナルは、行動中心の技法が源流にあります。治療は入院して行います。第一週は臥褥《がじょく》療法で、個室に隔離して一切の対人交流を禁止し、食事・便通のほかは絶対臥褥でベッドに寝ていることが求められます。第二週は、日中の臥褥を解き、日記をつけさせて日記指導を行います。精神療法も併用されます。第三〜四週と次第に戸外に出て、軽作業に従事し、生活指導を行うというものです。これによって、神経症の人は次第に症状のとらわれから脱却し、外に注意を向ける生活に変えていくことになります。

高良武久教授に師事

私が教室に入ったばかりの頃は、高良武久教授が主任で、その指導を受けました。高良先生は下落合で高良興生院を開業されていたので、私はそこに派遣されました。緑の濃い広い敷地に二、三棟のコテージがあって、数人の患者さんが入院しておられました。そこで原法通りの臥褥療法から始まる森田療法が施行されていたのです。高良先生も同じ敷地に住み、寝食を患者さんと共にして、時に患者さんを集めて講話をされていました。

大学の教室では、高良教授の診療に陪席して教授の診療録の記載をさせていただき、先生の精神療法を学ぶことができました。日本全国から訪れる患者さんたちにとって、高良先生は神様でした。

昼休みの時間帯には私たち医局員が集まりますが、しばしば高良先生はユーモアを交えながら多様なお話をしてくださいました。温かい師弟の交流は独特な雰囲気がありました。教室員に対して直接的な指導はなく、系統的なトレーニングもありませんでした。自由な雰囲気で自発的な研究を望んでおられたように思います。しかし、私はこのまま教室にいていいのかと不安になりました。

初めての留学

医事新報で医療刑務所の久山照息先生が執筆されていたワシントンＤＣの聖エリザベス病院の記事を読み、留学したいという気持ちが芽生えはじめました。たまたまキリスト教会の会員の資格を持っていたことや、所属の東京池袋教会の加藤亮一牧師の強い勧めがあって、アメリカ留学のチャンスが与えられました。留学が決まると久山先生をお訪ねしました。そしてアメリカの臨床精神医学にふれることを目標に渡米し、一年半の研修を受けることになりました。

当時のアメリカは、アイゼンハウアーが大統領でその国力は上り坂でした。聖エリザベス病院には、世界各国から留学生が集まっていました。この病院は精神分析的な精神療法で有名な病院で、H・S・サリバン（H. S. Sallivan）という高名な精神科医もかつて勤務していたということでした。院長のW・オーバーホルザー（W. Overholser）教授（ジョージタウン大学）は温厚な精神科医で、個人的にも大変お世話になりました。

このような恵まれた環境に身を置きながらも、英語のハンディがある私にとっては毎日が苦しみの連続でした。約四〜五か月経ってようやく慣れてきましたが、何といってもストレスを解消するはずの友人との雑談すら言葉のバリアで苦痛でした。アメリカと日本との文化の差もありました。日本では暗黙の了解とか、以心伝心など曖昧なコミュニケーションをとることがありますが、アメリカでは黙っていたら相手にされなくなります。人間として扱われなくなります。その代わり、自分の考えを主張すればその存在は認められますし、何よりも自由の空気が流れていました。

言葉のバリアは常にあっても、次第に慣れてくると自信が生まれてきました。このこと

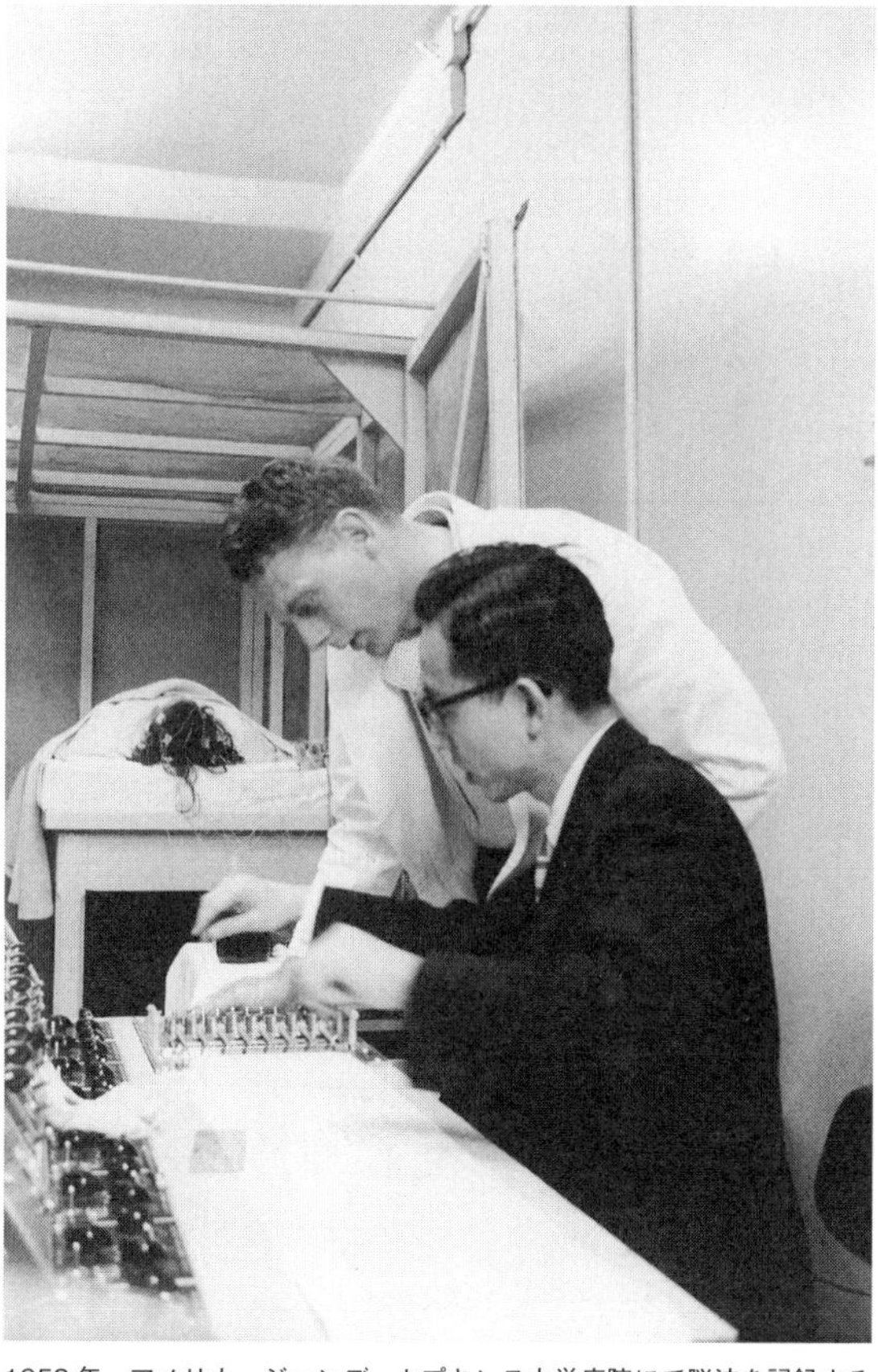

1958年。アメリカ、ジョンズ・ホプキンス大学病院にて脳波を記録する。

は、後に国際交流の舞台に立った時の基礎になっていると思います。また、精神科医としてのキャリアの初期に、東西の精神療法のメッカである慈恵医大と聖エリザベス病院で学んだことは貴重な経験だったと思います。

最後の半年は、ワシントンDCに隣接しているボルティモア市にあるジョンズ・ホプキンス大学院脳外科教室のD・ウォーカー（D. Walker）教授のもとで臨床脳波の研修を六か月受けました。頭皮上におかれた電極と脳波計によって、脳の電位変化が刻々と記録されていくことにスリルを感じました。脳の働きを目で見ることができるのです。そして、これがてんかんや脳腫瘍等の脳疾患診断に重要な力を発揮することを、パッションを持って学びました。

二度目の留学

帰国から二年後の一九六〇年に、二度目の留学をしました。今度はアメリカの西海岸にあるサンフランシスコ市のカリフォルニア大学神経内科教室のR・B・エアード（R. B. Aird）教授のもとで、脳波中心の研究を客員講師として行いました。そして、二年間の留学の研究結果を英文の専門誌に投稿できました。この成果が認められ、私の後一～二年ずつ四人の後輩が同じポジションで研究を続けることができました。なかでも、故・遠藤四郎氏は、睡眠脳波で先駆的な研究をして注目されました。

一九六二年に帰国した私は、慈恵医大に戻り、助手として教職につくことになりました。

4 新福尚武先生との出遭い

私の生涯を決定する出遭い

一九六六年、寒さの厳しい二月のある日のことでした。私は東京駅のプラットフォームで静かに近づいてくる新幹線の列車を見つめていました。老年精神医学の先駆者として有名な新福尚武教授が、鳥取大学から慈恵医大に赴任されたのです。慈恵医大の精神科教室に新しい時代がひらかれつつあるのだという確かな感じをもって先生をお迎えしました。

当時、私は弱冠三七歳の医局長でしたが講師という立場でした。前任の高良先生が退官されてから二年に近い教授不在の時間がありましたから、教室員の切望していた主任教授を迎えて、私たちは期待と不安をもって新福教授就任のパーティに参加したものです。

やがて新任教授として新福先生は大車輪のご活躍を始められました。まず医局会で先生の研究についてのオリエンテーションを話され、さらに関東地区に散在する関係七病院すべてを、およそ一週間くらいであいさつに回られました。私自身には、顔なじみの先輩諸先生でありましたが、新福先生にとっては初対面の方が多かったと思いますから、大変なお疲れであったと思います。しかし、最後の方になると、私の方が完全にバテてしまったことを記憶しています。また、途中で先生は「東京の空気は実に悪い。君の肺の中はこの汚染できっと真っ黒に違いない」と言われた時、いやなことを言う人だと思いましたが、先生の前任地、鳥取に比較すれば東京の空は汚れているから、まったくそうに違いないとガッカリしたことも思い出します。

慈恵医大の雰囲気は、国立大学とはまったく異なっていたでしょうから、随分戸惑いを感じられたでしょうし、私たち自身も不満に思うこともありました。しかし、私としては先生に接していて、新しく目を開くような感覚を与えられたことも再三でした。医局長として相談にうかがうと、実に的確な決断を下されました。先生の指図されることも、すべて明快でした。概して私たちの教室は、私学に共通の自由の雰囲気がありました。それはそれで誠に尊いことですが、同時に甘さとぬるさがあったようにも思います。ところが先生の研究に対する態度には、何か学会に貢献するものがなくては、という厳しさがありました。

ことに私が教えられたことには、臨床の事実や現象に対して、本質的に大切なものは何かということを実に明快に指摘されたことです。これは実に見事なものでした。先生のこの考え方は、名著である教科書『新精神医学』（医学出版社、一九五九年）の随所に現れていますが、同じ論理を日常の診療場面や抄読会の中などで直接、先生から指導を受けたことは、非常に重要なことであったと思います。

一九六七年には、新福先生の一言がきっかけで、後述する「長谷川式簡易知能評価スケール」の開発に取り組みました。新福先生との出遭いはまさに私の生涯を決定する出遭いになったのです。

師に報いる道

東京都老人総合研究所を経て、一九七三年に聖マリアンナ医科大学に移ってからは、教室内からではなく外から先生を見るようになりましたが、ますます先生の偉大さに惹かれました。

先生が退職された当時（一九七九年）、先生がさらに今後もスケールの大きい仕事をなさるに違いない、先生に追いつくことが私の精進の道であり、大きな山のような先生を何とか乗り越えること、これが師に報いる道の一つであろうと考えたことを、今改めて思い出します。

第5章

長谷川式認知症スケールの開発と認知症デイケア

1 長谷川式認知症スケールの開発

開発のきっかけは新福先生の一言

一九六六年、新福尚武先生が鳥取大学から東京慈恵会医科大学（以下、慈恵医大）に教授として赴任されました。私は講師として医局長を務めていましたので、新任の教授に一番接することが多い席にいました。これは私の生涯を決定する出遭いでした。

ちょうどその頃、東京都内の老人福祉施設にどれくらい精神医療を必要とする利用者がおられるのかを調査することになりました。調査の下準備をしている時に新福先生から、「長谷川君、君の痴呆の診断について、認知機能がどの時点に下ってきた時に痴呆とするか、君の見立てのブレをなくすために〝物差し〟をつくったらどうか？」と言われました。まったくその通りだと考え、私はスケールの開発に乗りだしたのです。

当時、そのようなスケールは標準化されていなかったので、まずはアンダーソン（Anderson）およびアイザック（Isacs）による〝痴呆診断スコア〟を修正した精神診査スケールを用いることにしました。

このスケールを用いて、東京都内の老人福祉施設と老人病院の高齢者を対象にして、個別面接調査を施行して、精神保健の視点からの調査を行いました。この調査のために、私は土、日も利用して都内の老人施設を訪れたものです。中央線に乗って八王子近くの駅からさらにタクシーに乗って、山梨県境の老人ホームにまで行きました。そこでご夫婦で利用されている高齢者や、入居されてから結婚された方にもお目にかかり、暮らしを支え合って生きていく方の姿を拝見しました。こうした高齢者の姿にふれることは、老年精神医療の道を歩み始めたばかりの私にとって、貴重な体験になりました。

長谷川式簡易知能評価スケール（ＨＤＳ）の開発

この精神診査スケールは、問診の結果と状態像の評価を同一レベルで得点化している点に課題がありました。加えて、認知症の評価スケールには、第一に簡易な方法で、しかも短時間で施行できること、第二に正常者なら回答できるが、認知症の人では回答できないことが求められました。そこで、さらに工夫を重ねて一九七四年に発表したのが長谷川式簡易知能評価スケール（ＨＤＳ）です（表—1）。

ＨＤＳの質問項目は一一問です。質問の多くは専門医が認知症の診断の場面でよく使うものです。しかし一〇〇から七を順に引く項目のように、心理テストの一部も含まれています。その特徴は、質問項目の難易度に応じて各項目の配点に重みづけをしたことです。協同研究者で心理士の井上勝也氏（現・駿河台大学心理学部教授）と守屋國光氏（現・大阪教育大学教授）によって、本スケールの標準化がギルフォード法に基づいて行われました。その結果、全問に正解すれば三二・五点が与えられることになりました。また判定基準があたっても統計的区分によって決定しました。すなわち正常は三一点以上、三〇・五〜二二点は準正常、二一・五〜一〇・五は準痴呆、一〇点以下は痴呆と評価しました。

ＨＤＳは一九七四年に公表されて以来、多くの臨床場面で用いられました。カットオフポイント（境界点）を決めて感受性や特異性の検討には至りませんでしたが、認知症の診断を数量化した試みは、一般臨床医にも認知症の有無の診断の扉を開いたことになり、広く用いられるようになりました。

しかし、太平洋戦争の終結日や総理大臣の名前など、その時代や場所に特定されがちな設問は文化的なつながりがあるため、そうした制約を取り払うことを目途として、一九九一年に改訂することになりました。

表-1 長谷川式簡易知能評価スケール（HDS）

No	質問内容	誤答	正答	配点
1	今日は何月何日ですか？ （または）何曜日ですか？			0，3
2	ここは、どこですか？			0，2.5
3	年齢は？			0，2
4	最近起こった出来事（ケースによって、特別なことなどを周囲の人たちからあらかじめ聞いておく）からどのくらい（何か月）経ちましたか？あるいはいつ頃でしたか？			0，2.5
5	生まれたのはどこですか？（出生地）			0，2
6	太平洋戦争が終わったのはいつですか？			0，3.5
7	1年は何日ですか？ （または1時間は何分ですか？）			0，2.5
8	日本の総理大臣は？			0，3
9	100から7を順に引いて下さい （100 − 7 = 93、93 − 7 = 86）			0，2，4
10	数字の逆唱（例：6-8-2　3-5-2-9を逆に言ってください）			0，2，4
11	5つの物品テスト（例：タバコ、マッチ、鍵、時計、ペン：老人に物品の名前を1つずつ言いながら並べてみせ、それらを隠して何があったかを尋ねる）			0，0.5，1.5，2.5，3.5
		合計得点		

出典：長谷川和夫・井上勝也・守屋國光「老人の痴呆診査スケールの一検討」『精神医学』第16巻第11号、pp. 965-969、1974年

長谷川式認知症スケール（ＨＤＳ－Ｒ）の開発

一九九一年に、ＨＤＳは先に述べた時代の変化と共に不適切になった項目を除いて、新しく遅延再生や言葉の流暢性を評価する設問を加えて改訂しました。できるだけ設問数を少なくしようと努めた結果、ＨＤＳの一一問から、改訂長谷川式簡易知能評価スケール（ＨＤＳ－Ｒ）は九問になりました（表―2）。

改訂する項目の選定は迷いました。協同研究者の加藤伸司氏からも「早く設問項目を決めて下さい。多数症例を対象にしたスケールの妥当性や特異性の調査をしなくてはいけませんから……」と催促されたことが記憶に残っています。

その頃、なぜか改訂することが話題になっていたらしく、ある研究会で私の講演の座長から「長谷川式スケールを変えるということを聞きましたが、どんなふうに変えるのですか」と質問されてしまいました。「それは企業秘密ですからお答えできません」とお返事しましたところ、会場内は大爆笑でした。あるいは「それは変えてもらっては困ります。今も使っている最中で、一年前に使った長谷川式スケールで評価していますから、変えられると困ります」と真剣に詰問されたりしました。このように話題になった改訂でしたが、改訂して約二〇年が経過した現在、全国に普及するに至りました。二〇〇四年に「痴呆」

表-2 長谷川式認知症スケール（HDS-R）

No.　　質問内容		配点	記入
1．お歳はいくつですか？（2年までの誤差は正解）		0，1	
2．今日は何年の何月何日ですか？何曜日ですか？ （年月日、曜日が正解でそれぞれ1点ずつ）	年	0，1	
	月	0，1	
	日	0，1	
	曜日	0，1	
3．私たちが今いるところはどこですか？ 自発的に出れば2点、5秒おいて、家ですか？病院ですか？施設ですか？　の中から正しい選択をすれば1点		0，1，2	
4．これから言う3つの言葉を言ってみてください。あとでまた聞きますのでよく覚えておいてください。 （以下の系列のいずれか1つで、採用した系列に○印をつけておく） 1：a)桜　b)猫　c)電車　　2：a)梅　b)犬　c)自動車		0，1 0，1 0，1	
5．100から7を順番に引いてください。 （100－7は？それからまた7を引くと？と質問する。最初の答えが不正解の場合、打ち切る）	(93)	0，1	
	(86)	0，1	
6．私がこれから言う数字を逆から言ってください。 （6－8－2，3－5－2－9） （3桁逆唱に失敗したら打ち切る）	2－8－6	0，1	
	9－2－5－3	0，1	
7．先ほど覚えてもらった言葉をもう一度言ってみてください。 （自発的に回答があれば各2点、もし回答がない場合、以下のヒントを与え正解であれば1点） a)植物　b)動物　c)乗り物		a：0，1，2 b：0，1，2 c：0，1，2	
8．これから5つの品物を見せます。それを隠しますので何があったか言ってください。 （時計、鍵、ハサミ、鉛筆、硬貨など必ず相互に無関係なもの。）		0，1，2 3，4，5	
9．知っている野菜の名前をできるだけ多く言ってください。 答えた野菜の名前を右欄に記入する。 途中で詰まり、約10秒待ってもでない場合にはそこで打ち切る 5個までは0点、6個=1点、7個=2点、8個=3点、9個=4点、10個=5点		0，1，2 3，4，5	

出典：加藤伸司・下垣光・小野寺敦志・長谷川和夫ほか「改訂長谷川式簡易知能評価スケール（HDS-R）の作成」『老年精神医学雑誌』第2巻第11号、p.1342、1991年

から「認知症」に改称されて、最近では「長谷川式認知症スケール」と呼ばれています。

ＨＤＳ－Ｒの特徴

ＨＤＳ－Ｒは九つの設問により構成されています。配点は表―2のように〇点から五点で、加算して評価点とします。加藤氏らにより、本スケールの信頼性、妥当性等が検討され、カットオフポイントを二〇／二一に設定した場合、弁別力が最も高く感受性が〇・九〇、特異性は〇・八二でした。そこでスクリーニングテストとして、総得点（満点）は三〇点ですが、二〇点以下を認知症の疑いと判定することになりました。

認知症の重症度は、ライスバーグ（B. Reisberg）らが開発したＦＡＳＴ（Functional Assesment Staging of Alzheimer's Disease）の基準を参考にして、正常、軽度、中程度、高度、非常に高度の五段階に分けることができます。これら重症度別に、それぞれの多数例を集めて、長谷川式スケールの平均得点を調べてみました。そうすると「正常」な人の平均得点は二四・三点、「軽度」の人は一九・一点、「中程度」の人は一五・四点、「高度」の人は一〇・七点、「非常に高度」の人になると四点になりました（図―1）。この調査結果を見るかぎり、一〇点以下になったらまず高度の認知症と判断されますが、その点数だけで直ちに重症度を決めることはできません。日常生活の支障など〃総合的な判断〃を要します。

本スケールはあくまでも簡易スクリーニング検査であり、これのみによって認知症の診断を下すことは誤りです。たとえば感冒やうつ状態等の心身不調や被検者からの検査に対する協力度によって実情よりも低く評価されます。しかし、長寿社会にあっては高齢期の認知症はcommon disease（誰でもがなりうる一般的な病気）の一つであり、一握りの専門医の領域から離れて、広く一般の臨床医の領域に移りつつあると考えられます。ことに二〇〇〇年四月の介護保険法の施行に伴って、認知症についての適切なアセスメントが期待

図-1 長谷川式認知症スケールの認知症重症度別の得点

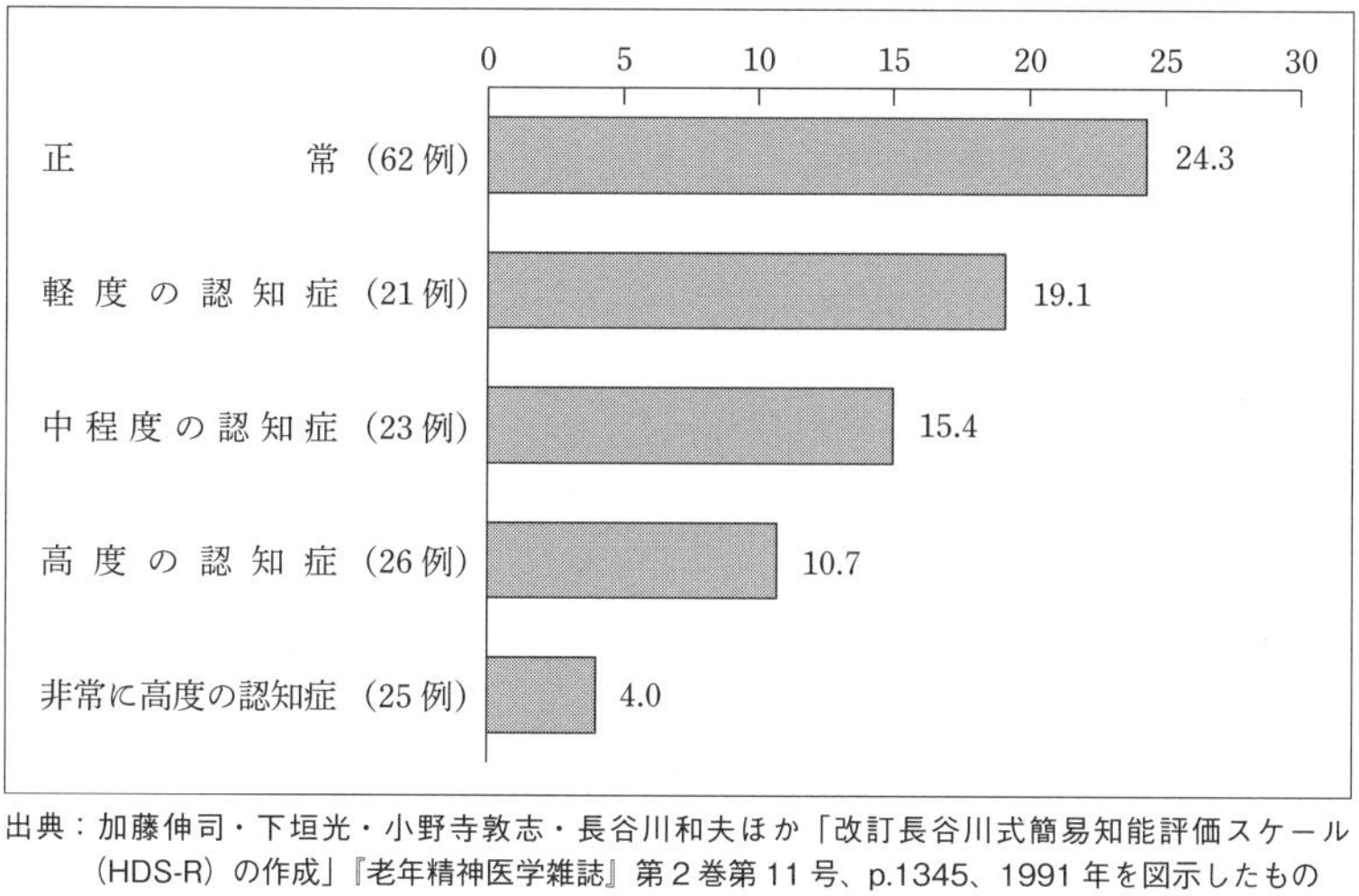

出典：加藤伸司・下垣光・小野寺敦志・長谷川和夫ほか「改訂長谷川式簡易知能評価スケール（HDS-R）の作成」『老年精神医学雑誌』第2巻第11号、p.1345、1991年を図示したもの

されており、ＨＤＳ－Ｒを含めて簡易な認知症スケールの有用性は、今後も評価されると思います。

2 長谷川式認知症スケールを使用する時の留意点

私たち専門職が長谷川式認知症スケール（ＨＤＳ－Ｒ）を使う場合は、仕事という日常性の中で行うわけですが、質問を受ける方々にとっては、検査されること自体が普段の生活とは異なる、非日常性を体験することになります。ですから検査に際しては温かい配慮が大切です。

お願いするというスタンスで行う

ＨＤＳ－Ｒには、設問５「一〇〇から七をひくといくつになりますか？」のように、一見簡単な質問が含まれています。このような質問は、テストを受ける方のプライドを傷つけることも考えられるので、テストを行う者はそれなりの痛みを感じることに配慮して、優しく慎重に進めること、お願いするスタンスが大切です。「あなたの状態を理解させていただきたいので、簡単なメモリー（記録力）テストをさせていただきたいのですが、よろしいでしょうか？」などとお聞きして、納得していただいたうえで施行して下さい。

経過を診る場合も、一年に一回ぐらい、多くても二回にします。特別の理由があって行う時、たとえば音楽療法とか薬物療法等を始めるので前後の経過を見たいという場合には、その理由をご家族にも説明して納得いただくことが大切です。

各設問がもつ意味

HDS－Rの設問項目は、点数だけの評価ではありません。それぞれが役割をもっています。

各設問が、認知機能の何を問うているのかを理解してください。表―3に示したように、設問1は記憶力、

表-3　長谷川式認知症スケールの各設問が問うていることと評価点

設問項目	検査の目的	評価点
1．お歳は？	記憶力	0，1
2．今日は？　年 月 日 曜日	時の見当識	0，1 0，1 0，1 0，1
3．ここはどこ？	所の見当識	0，1，2
4．さくら ねこ 電車	即時記銘力	0，1 0，1 0，1
5．100－7 －7	計算力と注意力	0，1 0，1
6．6－8－2 3－5－2－9	記銘力と注意力	0，1 0，1
7．さくら ねこ 電車	遅延再生力	0，1，2 0，1，2 0，1，2
8．5つの物品	記銘力	0，1，2 3，4，5
9．野菜の名前	発語の流暢性	0，1，2 3，4，5
	総計　30 判定：認知症の疑い　20以下	

注：各項目は何を測定しようとしているのかと得点分布
出典：長谷川和夫編著『認知症診療の進め方』永井書店、p.43、2010年

設問2は時の見当識、設問3は所の見当識、設問4は即時記銘力、設問5は計算力と注意力、設問6は記銘力と注意力、設問7は遅延再生力、設問8は記銘力（主として聴覚と視覚を使った時）、設問9は発語の流暢性（野菜の名前をどれくらい憶えているかよりも、名前がスラスラと出てくるかどうかを問うています。前頭葉の機能障害を反映しているとされています）を問うているのです。

認知症の人が特に不得意な設問は、設問2と設問7です。ことにアルツハイマー型認知症では、設問7が正答できない人が多くいます。

なお、設問4「さくら」「ねこ」「電車」については、検査者がおよそ脈拍のテンポで伝えた直後に、すぐ思い出して下さいと問います。この設問は、健常な人と認知症の人との正答率の差が非常に小さいのです。つまり、認知症が高度になっても正しく答える人が多く、逆にいえば、設問4ができない人はかなり高度の認知症と考えてよいと思います。また、言うまでもなく設問4は、設問7に対する布石の役割を果たしています。

設問の適正な聞き方

設問2、「時の見当識」については、「何年何月何日何曜日」とまとめて一度にしなくても、「今日の日付は何月何日ですか。何曜日ですか……」等と分けて尋ねてもよいでしょう。

一番間違いやすい設問は5です。「一〇〇から七を引いて下さい」と聞き九三と答えられたら、そこで一点。「それからまた七を引いて下さい」と聞き、八六と答えられたらもう一点になります。聞かれた人は九三という数字を頭の中で記憶のネットワークに保ちながら七を引く作業をすることが求められます。同時に二つの作業をすることになります。ここでは注意力を二つに分けることを求められているのです。

よく検査者が間違えるのは、九三の正答を出した人に、「では九三からまた七を引いて下さい」と質問してしまうことです（九三と言ってはいけない）。これでは単にひき算を二つ求めただけのことになります。認知症になると、注意を集中することも不得意ですが、注意を二つに分けることも難しいのです。つまり、設問5は計算力と注意の分割力を問うているのです。

設問6も同様で、三桁の数字を記憶しながらそれを逆唱する作業が求められています。設問7は、「さきほど三つの言葉を覚えてもらいましたが、もう一度思い出して下さい」という質問になります。そのとき三語とも正解をストレートに答えることができれば、各二点の計六点を獲得することになります。「さくら」は言えたけれど、「ねこ」が出てこない時には「動物の名前でしたよ」、次の「電車」が思い出せない時には「乗りものの名前でしたよ」とヒントを与えます。それで正解が思い出せれば一点を獲得します。

結果をケアに役立てる

ＨＤＳ－Ｒは私自身の診断のブレを起こさないために開発しましたから、このように広く使われることになるとは思ってもみなかったことです。ところで、「スケール＝尺度」の〝尺〟には、何かを引き出すという意味があるそうです。翻訳〝訳〟とか解釈の〝釈〟にも〝尺〟がついていますから〝尺〟には情報を引き出すという意味が含まれているのでしょう。要するにＨＤＳ－Ｒによって、認知症の人が持っている情報の一部を私たちは引き出させていただくことになると考えています。

アルツハイマー型認知症と診断を受け、道に迷ってしまう状態の人であっても、スケールの得点が二八点と高得点をとられる人もおられます。こうしたことは、コミュニケーションが高く維持される、高学歴の人に見られます。このような人の場合、お話したことを理解される能力は保たれていても、すぐ忘れてしまうことが日常生活を困難にさせているので、すぐ実行に移せるようにすれば、暮らしの困難は少なくなると思います。このように、スケールから引き出される情報には、注意すればケアに役立つ情報が隠されているかもしれません。

また、経過を診させていただく時には、尺度が一定していますから有用な情報を与えていただけると思います。回答をなさる時のご本人の真剣な態度や微妙な心の動きを推し量りながら、診察の際に使うようにします。

3 大学病院での認知症デイケア〝水曜会〟

デイケアを始めたきっかけ

私が聖マリアンナ医科大学に赴任して一〇年目の一九八三年には、認知症の診療のために、県の内外から多くの患者さんが来診されるようになりました。外来診療では診断と治療方針を一人ひとりの患者さんについて決めていくわけですが、この他にも大切なこととして、ご家族への助言や生活指導がありました。

どのご家族も切実な悩みを抱えていらっしゃいました。「これからどうなるのでしょうか？」「自分の家にいるのに家に帰ると言います。どう接したらいいのでしょう」「何回も同じことを言います。とても疲れてしまいます。何かいい方法はないのでしょうか？」等と具体的な答えを求めてこられます。しかし、外来診療では一人の患者さんにせいぜい二〇分位しか時間を確保できないので、このような質問に答えていくことは非常に困難なことでした。しかも一回だけでなく持続的な相談や指導が必要です。

そこで外来診療の延長ということでデイケアをすることを考えました。精神科病棟の五島シズ師長と心理技術士の一原浩氏に相談したところ、「是非、やりましょう」と快諾を得ました。そこで一九八三年六月から、認知症の患者さんとそのご家族を対象にしたデイケアを実施することにしたのです。

手探りでスタート

当時は、認知症の人を対象にした専門デイケアは未知の領域でした。教科書も手引書もマニュアルもありません。何をしたらいいのか手探りの状況で始めました。

日時は、毎週一回水曜日の午前九時から午後三時としました。このため「水曜会」と呼ばれるようになりました。一回のデイケアは、七～八人の認知症の人のグループとその家族とし、別室で行いました。これは、詳しくは後述しますが、それぞれの目的に沿った活動を行うためです。期間は四か月間で次のグループと交代することにしました。

デイケアの目的

参加した介護家族の方は、さまざまな期待をもっていました。なかにはデイケアに参加すればアルツハイマー型認知症がよくなると考えた方もいらっしゃいました。そこで、まずデイケアの目的を家族に伝えました。

第一の目的は、ご本人の残された心の働き（精神機能）を活性化することです。認知症になると、認知機能を担当する神経細胞が障害を受けますが、感情や意欲といった心の働きは失われません。そこでデイケアによって人と人との交流を認知症の人の周りにつくり、残された心の働きを活性化しようと試みました。

第二の目的は、介護家族への援助です。悩みを聞き、暮らしの中で起こる多様な相談にのることとです。すぐその場で解決に結びつくこともありますが、簡単に答えられないものも多くありました。そのような場合でも、スタッフが積極的に聞く姿勢を示すことが大切でした。「どうしても介護で困り果てた時は、いつでも入院できるように努力しますよ」とお話したこともありますが、これは多くの家族に安心感を与えたように思います。

デイケアには私も時間をつくってできるだけ参加しました。特にグループの最初の集まりで家族がお互いの紹介をする会には、どんなに忙しくても必ず出席して、皆さんのお話を聞くようにしました。

デイケアのプログラム

デイケアのプログラムの原則を簡単に紹介します。

①デイケアの目的に合ったものであること
②認知症の高齢者が参加できる内容であること
③高齢者のペースが守られること
④高齢者はいうまでもなく、スタッフも楽しめる内容であること
⑤なじみの内容にするために毎回行えるものであること
⑥実行が容易であること
⑦スタッフの人数が急に減っても行える内容であること
⑧用具や設備が容易に準備できるものであること

プログラムをつくる時には、さまざまな工夫をしました。家族と別れた直後の参加者は強い不安に襲

表-4 水曜会のプログラム

10：00	検診（血圧の測定や体調のチェック）
10：30	あいさつ、話し合い（回想法を取り入れた交流）
11：00	体操、あるいはフォークダンス
11：30	歌
12：00	昼食
13：15	ボウリング
14：00	趣味の時間
14：40	反省会（振り返りの時間）
15：00	終了

出典：長谷川和夫・今井幸充・下垣光編『痴呆性老人のデイケア』医学書院、p. 62、1995年を一部修正

われることもあるので、まず安心感を与えるように心がけました。検診、あいさつに続いて、一人ずつ話をしていきます。この時、グループワークの中に〝回想法〟を取り入れてみました。認知症の人は、最近の出来事は忘れてしまいますが、遠い昔のことは比較的よく覚えています。昔の物語を話している時には、生き生きとした表情になりました。しかし、自発的に遠い昔の出来事を回想することは難しいので、スタッフが回想に加わって、きっかけをつくり、支援していく必要があります。昔の写真を見せたり、果物やお手玉などをテーブルに置いて手で触って遊んだりしながら回想に導くのです。〝遠足の思い出〟というテーマの時には、リュックサックや水

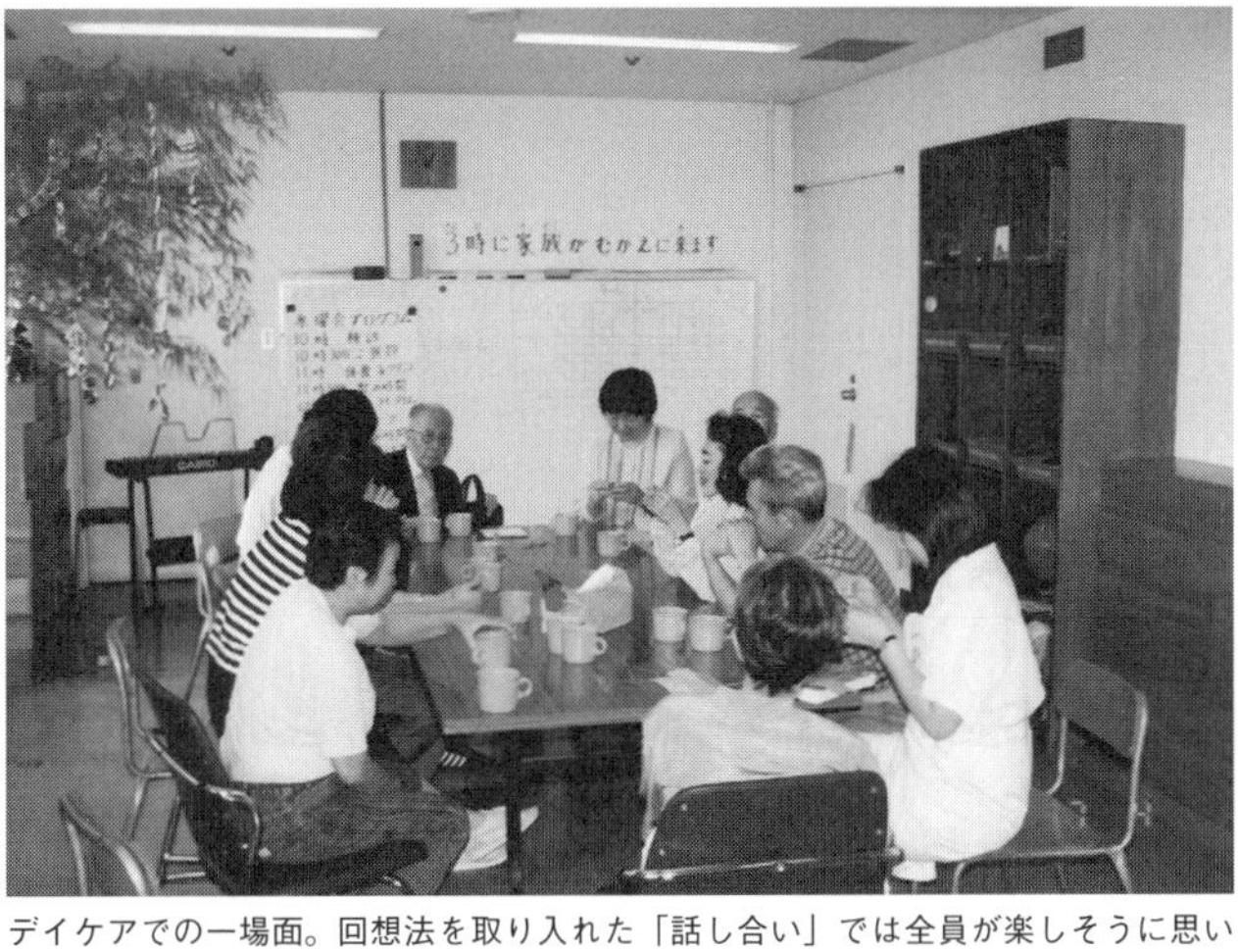

デイケアでの一場面。回想法を取り入れた「話し合い」では全員が楽しそうに思い出を語った。

筒、おむすびの絵などを並べたところ、全員が楽しそうに思い出を語り始めたことがありました。

続いて体操やフォークダンスを行いました。ラジオ体操は動きを十分に理解できなくても、ほとんどの人が音楽に合わせて身体を動かしていました。

歌の時間では、高齢者になじみのある昔の歌を選曲して歌詞カードを見ながら歌うようにしました。なじみの歌であっても、題名や歌詞カードを見ても「そんな歌は知らない」と言う人がいましたが、伴奏が始まるとほとんどの人は歌詞カードを見なくても歌っていました。ときには、タンバリンや鈴などの楽器を加えてにぎやかに行うこともありました。

昼食はスタッフと一緒に全員で食べました。これは、食事介助や見守りという意味もありますが、リラックスした雰囲気で会話を楽しむという意味もありました。食べ物の話はほとんどの人にとって弾む話題です。昼食時の話には事欠きません。また、食事の準備も全員で行い、食卓の台拭き、お茶の準備、おしぼり配り、そして配膳、下膳なども参加者に手伝ってもらいました。食事介助では、スタッフがおかずをごはんの上にのせると、「赤ちゃんみたいね」と言ってはずかしがったり、嫌がって食事を拒否する人もいらっしゃいましたので介助方法には心遣いが必要でした。

食後はお茶を飲みながらの昼休みですが、話に入れない人は何もすることがなくて「家に帰る」と言って家族を探し求めたり、落ち着かなくなることがありました。加えて、昼休みということでスタッフもつい気がゆるみがちになる時間です。事故につながる恐れがあるので十分な注意と気配りが必要です。

午後の部はまずボウリングを行いました。ボウリングはやり方が簡単で結果が明確なので喜ばれました。みんなそれぞれ投げ方の工夫があって楽しむことができるゲームです。自分の得点が何点か、順位がどうなのかはわからなくても、多くのピンが倒れれば喜び、一本も倒れなければ残念そうな表情を見せます。また、他の人の投げ方にアドバイスをす

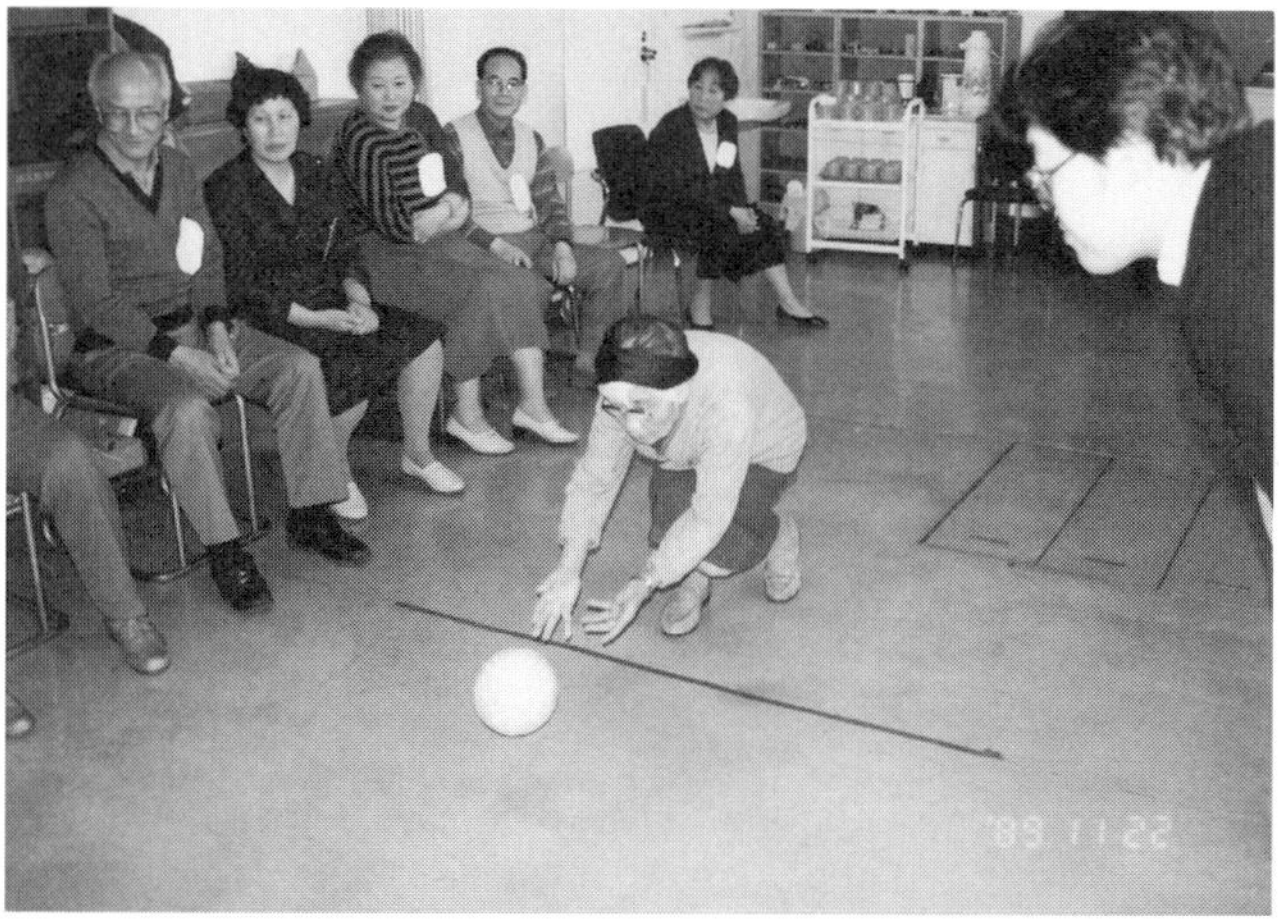

午後に行うボウリングは、ルールがわかりやすく誰でも参加できるので非常に盛り上がった。

る人、ストライクが出た時に飛び上がって喜ぶ人など、実に生き生きとした表情を見せる時間となっていました。

趣味の時間には、刺し子やちぎり絵、将棋、囲碁なども行いました。また、ひなまつりや七夕、クリスマスなどの行事を行う時の準備もこの趣味の時間に全員で行いました。春にはお花見、秋には散歩など、外に出掛けることもありました。

そして最後に反省会を行いました。一日のことを朝から振り返る時間です。ほとんどの人は何をしたか覚えていませんが、答えることができた時には実にうれしそうな表情をします。ボウリングの得点表、趣味の時間でつくった作品などはすぐに片づけずに置いておくと、反省会の時に思い出す手がかりとなりました。

以上がプログラムの概要です。特に注意したいことは、原則の③に挙げた高齢者のペースに合わせた進行が望ましいこと、そして④に挙げたスタッフも楽しい気分になって雰囲気づくりに自然な形で参加していくことです。

介護する家族への援助

認知症の人がデイケアをしている間、ご家族へは、悩みや相談に対して、医学的に説明したり、介護方法を指導するなどの教育プログラムを実施しました。

まず、それぞれ自己紹介をして、毎日の暮らしの中で困っていることを語りました。「何回も同じことを言われて疲れてしまう」「昼と夜とが逆転して困る」「失禁でなかなか間に合わない状況が続いている」「おむつをしてもすぐ取ってしまって困っている」等々、さまざまな相談が寄せられ、スタッフが答えに窮することも起こりました。すると長い介護経験をもつ家族から「そういう時はこうすればいいですよ」とアドバイスがありました。同じ立場の家族からの答えは説得力がありました。

それぞれの家族が二四時間、三六五日介護に明け暮れて、しかもその苦労が必ずしも報われないとか、周囲の理解が得られない、あるいは、あの頼りにしていた夫がどうしてこんなことになってしまったのか等々、やりきれない悩み、苦しみをもっていらっしゃることがわかりました。涙ながらに語っていただくお話は、私をはじめ、スタッフも他人事ではないという思いと共に、涙を抑えることが難しかったことを覚えています。

家族はデイケアに参加するようになって、認知症の人を抱えた自分と同じ悩みをもつ人と出会い、これまで一人でもち続けてきた不安や苦痛、または悲しみや怒り、愚痴をお互いにぶつけ合うことができました。そして、家族同士の中でも助け合い、励まし合いが見られました。より高度の認知症の人を抱える家族は、軽度の人の家族に対して今後起こる可能性のある行動の障害・症状について、知識やその対応の仕方を教えたり、介護に疲れ果てている家族を仲間が励ましたりする交流が生まれました。

また、補助的プログラムとして、デイケアの様子を、隣の部屋からワンサイドミラー（ご家族の側からは見えるが、反対側からは見えない鏡）で見てもらうことも行いました。ご家族は、他の認知症の方を見ることで、ご自身が介護している方の状態と比較することができました。たとえば、「うちの人はあんなにニコニコしているのに、あそこのお年寄りは何もしないでボーッとしているな」とか、「家ではむっつりして不機嫌な顔をしていることが多いのに、こうしてグループでいろいろな遊びをしている時には、あんな笑顔になるんだ」と、普段の様子とデイケアを受けている時の様子とを比較して、いろいろなことに気づいたようです。

また、専門職の関わり方も参考になったようです。たとえば、「おしっこをしたい」と言う方に、「おしっこしたいの。じゃあ、行きましょう」とゆっくりトイレに案内する専門職の介助の仕方を見て、「ああいうふうにしたほうがいいのかな」「私ももう少し工夫しようかな」と学ばれていました。

ご自分の家族を客観的に見ることは、普段見落としている新たな一面に気づくことになります。これにより、介護者と介護される方との「心理的な距離」に広がりが生まれ、ゆとりのある介護へと結びつきました。これは、当初は予期しなかったデイケアの効果でした。

デイケアの研修制度

大学病院は教育機関としての役割があるので、主に今井幸充講師（現・日本社会事業大学教授）らの発案により、近隣の保健福祉関係者を対象に研修制度をつくり、臨床心理士

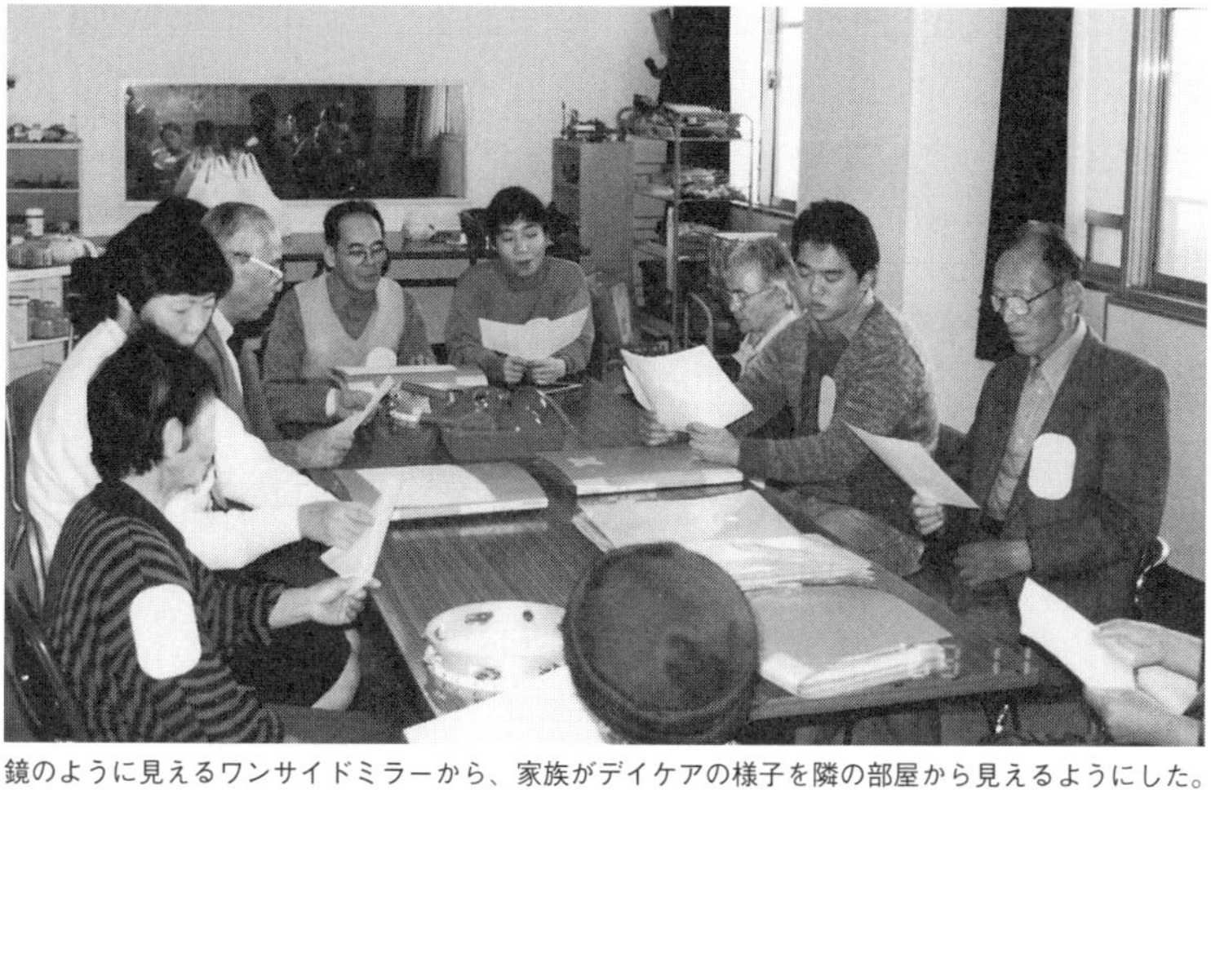

鏡のように見えるワンサイドミラーから、家族がデイケアの様子を隣の部屋から見えるようにした。

が実務を担当しました。

研修期間はデイケアの期間と同じく四か月です。受け入れの人数は二〜四名としました。デイケア開始の一週間前に二日間にわたる基本知識の教育講座があり、期間中はデイケアのスタッフの一員として参加し、ミーティングに出席して討論に加わったり、家族相談にも関わっていただきました。研修最後の日には各研修生は口頭による研修報告をして、同席しているスタッフ（臨床心理士）の助言を受けます。そして最後に研修修了書が交付されます。研修生は豊富な介護経験をもっている方たちですから、私たちも大変助かりました。

4 認知症デイケアの成果

デイケアを終えた家族の自主活動

デイケアは一クール四か月ですから、デイケアを終えたご家族が次第に増えていきました。そして年に一回ですが、自主的な集まり（家族同窓会）をもつようになりました。自主的な会ではありますが、スタッフが認知症についての講演や質問に答えるといったアドバイス等のお手伝いをしていました。

ある時のことです。ご家族の一人が「先生には、あらかじめご相談しませんでしたが、実は先週末にグループのメンバー全員で箱根まで温泉旅行に行きました。いつも自分の家族だけで温泉に行っても、部屋にある内風呂でがまんしていました。でも、今回は介護者に男性も女性もいましたので、大きな広い広い温泉につかることができました！　そして、無事に帰ってくることができて、みんな喜んでいました」という話でした。

また、こういうこともありました。あるご家族が、少人数なら自分の家でも集まって話をすることくらいならできると考えて、自宅でメンバーが集まる会を開くことにしました。

その際、念のために保健所に届けた方がよいと思って、届け出に行ったところ、保健所の人が驚いて、「それは保健所の仕事だよ」とおっしゃって、部屋を一つ貸してくれることになりました、と報告があったのです。つまり、市民発のデイケアが行政を動かしたとも言える出来事です。私は感激しました。

デイケアを終えて

私たちが大学の付属病院という環境で行ったデイケア「水曜会」は、終始一貫して明確な目的意識をもっていたことが、継続できた理由の一つにあると思います。

しかし、一九九六年に大学病院は特定機能病院として制度上位置づけられ、一三年続けたデイケアも中止せざるをえない状況になりました。とても残念に思っていましたが、私の後任の故・青葉安里教授や山口登教授（現・聖マリアンナ医科大学病院診療部長）が引き継いで、認知症の人と家族によるコーラスの集まりに生まれ変わることができました。

定期的に集まり、二期会のＯＢであった専門のバリトン歌手の小林秀史さんに指導していただきました。そしてフロイデコールと名づけてベートーベンの第九交響曲第四楽章の合唱曲を練習し始めました。その他小学校唱歌なども手がけてささやかな演奏会を行ったりもしました。小林さんによると、アルツハイマー型認知症の方の合唱は声の音色が澄んでいて、通常の合唱とは違った雰囲気をつくっているそうです。

また、成果の一つとして、『痴呆性老人の看護とデイケア』（一九八六年）や『痴呆性老人のデイケア』（一九九五年）を刊行しました（ともに医学書院）。デイケアを通して、私たちスタッフが認知症の人とその家族から学んだことは貴重な財産となり、また人材輩出のエネルギーをつくっていただきました。あれからもう二〇年余がたちました。かつてのデイケアや病棟で認知症ケアにたずさわった医師、心理士、そして看護師の人たちは、今や各地域で認知症ケアのリーダーになって活躍しています。

昨今、認知症対応型通所介護は、地域密着型サービスの一つとして普及しています。従来行われていたようなプログラムや日課をつくるこだわりを捨てて、むしろ利用者の暮らしを続ける、あるいは生活をデイサービスの中に創造する視点に立って、利用者が集まった時点で何をやるかを決める等の変容をとげています。これも少人数の時は有効ですが、人数が多い時には工夫を要すると思います。いずれにしても、デイケアあるいはデイサービスの目的をスタッフも利用者も、あるいは家族も共有して進めていくことが肝要と思います。

水曜会を振り返って

私がデイケアで最もよかったと思うことは、認知症の人とご家族に人と人との絆をつくったことかと思います。認知症になると著しい記憶の低下や認知障害のために自分と物、自分と場所、自分と他者との関係性が損なわれてしまいます。そこで介護者がご本人の心をおしはかって、言葉や理屈ではなく、和やかなフィーリングや温かい微笑みを表現することで、絆というか関係性をつくることが、認知症の人に安心感を与え、居場所をみつけるきっかけになります。また、ご家族同士もお互いの苦しい体験を共有して、助言し合ったり、励まし合うことで強い絆が育まれました。ご家族でなければできない介護があることを学ばせていただきました。

デイケアに関わったスタッフも認知症の人やそのご家族の方々とまっすぐに向き合って努力したと思います。スタッフは息抜きに仕事が終わった後カラオケに行くこともあったそうですが、選曲する曲がほとんどデイケアで歌う昔の歌になってしまいましたと冗談まじりに話してくれました。

これは私だけの体験かも知れませんが、時に私は空しさというか何か虚無的な考えにとらわれてしまうことがありました。たとえばデイケアの努力といっても一回やっと六〜八人のグループです。全国で二〇〇万人を超える認知症の患者さんの数に比べると、本当に池の中に石を投げたようなものです。自分の力の無さを感じます。ところがそんな時に、ご家族の方から自主グループが生まれたり、旅行に行ったという新しい物語が届けられると大変心強く思いました。池の中に投げた小石でも、波紋は拡がっていくことを知りました。「水曜会」には、人と人との間に橋をかけるように絆がつくられていくことが、その流れの底にあったのだと思います。予想もしなかったこのような物語が次々と起こってくることは不思議でもありましたし、また大きな勇気を与えられたことでした。

第6章

治す医療から寄り添う医療へ

1　日本老年精神医学会の創設

よきライバル、西村健先生との出遭い

老年精神医学の領域は、次第に私にとって魅力のあるフィールドになってきました。ちょうどこの頃、大阪大学精神科の故・西村健先生との出遭いがありました。当時、西村先生の所属されていた大阪大学精神科教室は金子仁郎先生が、私の所属する東京慈恵会医科大学精神神経科教室は新福尚武先生が主宰され、老年精神医学のフィールドでそれぞれが先駆的な業績を蓄積していました。私自身も金子仁郎先生からは公私にわたり折にふれてご指導いただき、世界精神医学会（ＷＰＡ）の老年精神医学部門の委員をご自分の任期後の後継としてご推薦いただいたこともありました。こうした背景の中で、私たちはそれぞれの恩師の指導を受けながら門下生同志の交流が始まったのです。

お互いの間には、他の大学間とは異なった親近感があったように思います。しかし、決して仲良しクラブをつくっていたわけではなく、いい意味でのライバルでもあったのです。私も常に大阪大学の活発な研究活動は気になったものです。当時、西村先生のグループは

アルツハイマー型認知症の神経原線維変化についての研究をされていました。アルツハイマー型認知症研究者として高名な元・東京大学大学院教授の井原康夫先生（現・同志社大学教授）は、西村グループの神経原線維変化を分離して生化学的に分析する研究の方向性について、本邦で先駆的に行われたことを高く評価されていました。臨床研究でもN式精神機能検査やN式老年者用精神状態評価尺度（NMスケール）を開発され、これらは認知症診断ツールとして活用されています。

第四回国際老年精神医学会（IPA）の日本開催が決定

一九八五年、スイス・バーゼルで国際老年精神医学会（IPA）の幹部会が開かれました。第一回のエジプト、第二回のスウェーデンに続き、第三回はアメリカ・シカゴでS・フィンケル（S. Finkel）教授の主宰にて開催されることが決定しており、第四回をどこで誰が主宰するかが議題になりました。イギリス、イタリア、スイス、イスラエルが手を挙げて駆け引きの討論が始まり、なかなか決まりません。するとドイツのM・バーゲナー（M. Bergener）教授が突然、私を指名しました。出席者全員が私を見つめました。一瞬迷いと困惑が頭をかすめましたが、このチャンスを逃したら日本に指名が来るのは二度とないと考えて、了承の答えをしました。しかしこの時、日本にはＩＰＡを迎える学術組織がなかったので、大変な決断だったのです。

帰国してすぐに都内で行われた何かの研究会の後、永田町の小さなコーヒーショップで西村先生に状況を説明し、ＩＰＡを受ける組織をつくることと第四回ＩＰＡの準備を提案しました。西村先生はまっすぐに私の目を見つめられて、即座に賛成してくださいました。まったくの迷いも困惑もありませんでした。その時、私は本当に百万の味方を得た思いでした。

日本老年精神医学会の誕生

一九八六年、第一回目の老年精神医学研究会を神奈川県川崎市の日航ホテルで開きました。会長は私が務め、およそ一〇〇人弱の参加がありました。一日のみの小さな集会でしたが、新福先生の特別講演があり、二〇の演題が発表されました。老年精神医学の基礎と臨床にわたる発表と討論には、自分たちのアイデンティティを満足させる魅力に心からの喜びを体験しました。これが日本老年精神医学会の誕生です。

世話人会でさっそく第四回ＩＰＡの件をご相談申し上げたところ、金子先生が「会長は開催を引き受けてきた長谷川君に」と提案され、責任を再び痛感しました。西村先生は、組織委員長として全体の学会運営をまとめてくださることになりました。

第四回国際老年精神医学会の開催

第四回ＩＰＡは、一九八九年九月五日～八日に、新宿のセンチュリーハイアットホテルで開催されました。日本老年精神医学会が主催で私が同学会の理事長でしたので、大会長を務めさせていただきました。

開催の一年前から準備にとりかかりました。しかし、この準備が非常に大変でした。まず、資金集めに苦労しました。西に東にと走りまわって援助のお願いをするととも

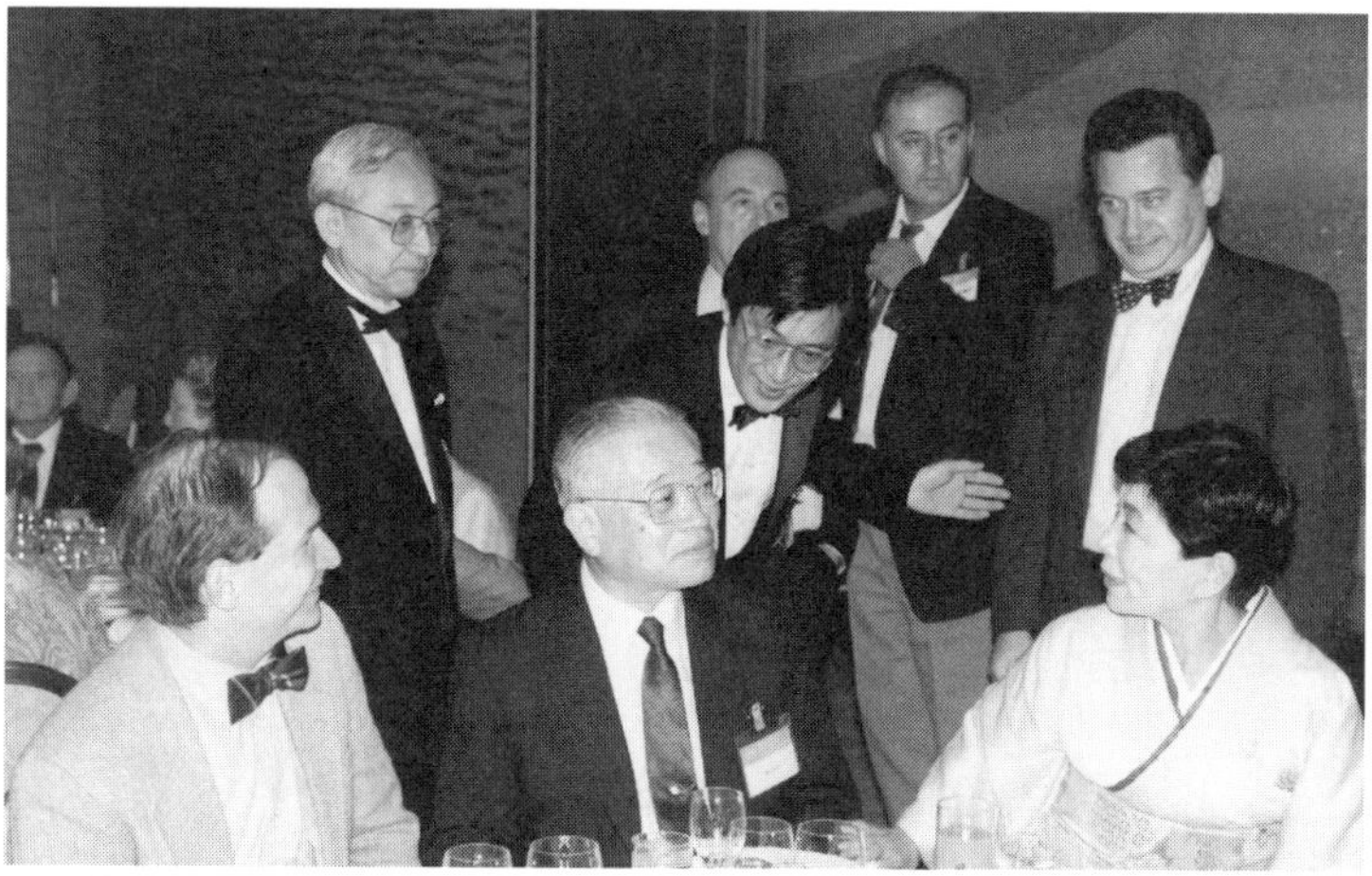

1989 年に日本で開かれた第 4 回 IPA での一幕。後列右端は MMSE の開発者 Folstein 博士。東西の認知症スケール開発者が収まった貴重な 1 枚。

に、大会の広報や連絡のために、国の内外にファクスや手紙を送りました。組織委員長は西村先生に、事務局長は聖マリアンナ医科大学の本間昭講師（現・認知症介護研究・研修東京センター長）に担っていただきました。

大会前々日の九月三日から、私はホテルに泊まり指揮をとりました。前日の四日にはＩＰＡの理事会や組織委員会などの公的な会議が開かれました。理事会の時、ある国の理事が、「ドクター長谷川、いよいよ明日からだね。全責任は君の両肩にかかってるよ！」と、笑って私の肩をたたいて励ましてくれました。その時の私は、とにかく大会がすべて無事に終わって、海外からのお客様が全員無事に帰国してほしいと願っていました。

いよいよ大会当日を迎えました。最も緊張したのは、開会式の時です。何人くらいの方が式典に出席してくださるのか心配でした。当時、ＩＰＡの会員総数は三〇〇人足らずでした。そのなかで、わざわざ東アジアの端にある日本まで何人の方が参加するのだろうか、会場に空席が目立ってしまうのではないかと危惧しました。ところが、海外の有名な学者や教授が次々と姿を現して席に着いていただき一安心でした。予想を超えてＩＰＡ期間を通して参加者は約七五〇人となり、その三〇パーセントの方が海外からでした。

大会中は、ときに緊急の連絡事項が会場にいる私のところに伝えられ、即時の決断を迫られました。第三回ＩＰＡ会長のＳ・フィンケル教授は、会の終始、助言や援助をしてくれました。また、聖マリアンナ医科大学の教室員は総出動で本間事務局長を支えました。教室員の大学院生や幹部スタッフは、この他にも自分の研究論文を口頭あるいはポスターで発表することを求められていたので大変だったと思います。

大会のプログラムには神経を使いましたが、参加者に最も喜ばれたのは、日本らしいホスピタリティでした。参加者へのおもてなしとして、オープニングでは式典の後に派手な陣太鼓を入れて歓迎の意を表したり、公式の学会晩餐会では、ホテルのサービスもあって、着席によるコース料理を用意しました。また閉会式にも華やかな琴の大合奏を楽しんでいただき、大変好評を博しました。

この大会は、老年精神医学の国際的なコミュニティの中で、日本の位置をしっかりと内外に示すことができ、その後の発展に大きく寄与したと思います。

2 治療薬の登場

一九九九年、アリセプト（一般名、ドネペジル塩酸塩）というアルツハイマー型認知症の進行を抑制する薬が誕生しました。二〇一〇年現在、日本では本疾患に対する唯一の適応薬です。アリセプトは、エーザイ筑波研究所の杉本八郎博士（現・京都大学特任客員教授）によって開発されました。

アリセプトの臨床治験

私はアリセプトの臨床治験が始まった一九八九年から治験統括医に任ぜられ、大阪大学精神医学教室の故・西村健教授と共に、全国の専門医に集まっていただいて治験を進めました。

第三相試験では、実薬と偽薬の二投与群に分けて、医師も患者もどちらの群なのかは不明の状態、いわゆるダブル・ブラインドの治験を行うことになりました。緻密な臨床観察評価を行う専門医、エイダス（ＡＤＡＳ）という複雑な知能テストを行う臨床心理士、介護家族を援助する看護師という連携チームを組んで進めました。このため施行できる専門施設は限定されました。しかも六か月間の服用期間ですから、参加する患者さんも家族も大変です。ところが中間評価で期待していた成果が上がらず、本剤の治験の難しさに困惑しました。アメリカで先行して成功した治験統括医ロジャーズ（S. L. Rogers）博士と協議を行ったこともありました。

しかし、治験を始めてから一〇年を経た一九九九年、ついに実薬群が偽薬群の効果を上回る有効な根拠が与えられ、治験を成功裡に導くことができました。そして厚生省（当時）から認可がおりたのです。

アリセプトの登場は寄り添う医療への第一歩

私が聖マリアンナ医科大学病院の部長として認知症の医療にあたっていた当時は、認知症の適応薬がありませんでした。脳血管性認知症に対しては、ケースによっては痴呆状態に間接的に若干の効果をもつ症例もあることから、脳循環改善薬や脳代謝賦活薬であるホパテ（一般名：ホパテン酸カルシウム）、アバン（一般名：イデベノン）、セレポート（一般名：塩酸ビフェメラン）、サアミオン（一般名：ニセルゴリン）等が用いられることもありました。しかし、これらも中核症状である認知障害に対する効果はなく、周辺症状である意欲低下や情緒障害等に効果をもつものとされていました。当時の適用文書の効能は、脳梗塞後遺症、脳出血後遺症、脳動脈硬化症に伴う意欲低下、情緒障害の改善とされていました。

一方、アルツハイマー型認知症に対しては、当時も外来診療では最も多かったにもかかわらず、医師は診断はできても、それから後の治療戦略をもっていない状況でした。患者さんやご家族に対して本当に申し訳なく思い、医師として無力感を体験しました。診断がついても治療手段をもたないことは恥だと思いました。

しかしアリセプトが登場して変わりました。根本治療薬ではありませんが、進行を抑制して認知力が低下していくカーブを穏やかにできるメリットは大きいと思います。これからは一緒に考えていきますよ、いつでも相談にのりますからね、と言える状況になりました。ただし、認知症という病に対しては、医療だけでなく、安心感をもっていただけるケアと連携していくことが大切なことだと思います。

3 認知症介護研究・研修センターの設立

人材育成は認知症ケアの基本課題

厚生労働省は二〇〇一年四月、「高齢者痴呆介護研究・研修センター」（名称は当時）を全国三か所（東京センター：東京都杉並区、大府センター：愛知県大府市、仙台センター：宮城県仙台市）に設置しました。運営は、国からの補助金や都道府県からの研修委託費などで賄われています。

三センターの事業を行っていくうえでの共通理念が提唱されています。これらは認知症対策の多くの領域に共有されています。

〈センターの理念〉

・認知症になっても「心」は生きています。
・認知症の人の「その人らしさ」を大切にするケアを目指しています。
・そして、認知症の人が「尊厳」をもって共に暮らしてゆける社会の創造を目指します。

一言でまとめれば、ご本人を中心にした介護、パーソンセンタード ケアです。

東京センターと私の歩み

一九九九年三月二五日、聖マリアンナ医科大学の学長としてあと数日という年度末のことです。医療経済研究機構の主催で〝痴呆性老人介護に関する調査研究〟というテーマの委員会が開催され、私が委員長を務めました。グループホームおよび介護研修センターの立ち上げ検討のため、約二〇人のメンバーが二班に分かれて議論しました。これがセンターの設置につながっていくのですが、この時は、自分が東京センター長に着任するとは思ってもいませんでした。

その一年後、二〇〇〇年四月に私は東京センターの設置準備当初にセンター長に任ぜられました。そして、翌年の二〇〇一年四月に初代東京センター長に着任したのです。しかし、この時私は聖マリアンナ医科大学の副理事長をしていたので、非常勤という形で勤めることになりました。ケアの領域も福祉の世界もすべて初めてのことで、当惑することばかりでした。

着任早々、ひきこもり状態や徘徊等の周辺症状をもつ認知症高齢者の人が、グループホームや宅老所に入居すると次第に落ち着きを取り戻し、居場所をみつけて見違えるようになったというレポートが相次いでなされました。家庭的な暮らしの匂いがする住居、仲間の高齢者やスタッフとなじみになりやすい〝小さい〟環境、居場所と役割が自然に与えられること等の条件がそろってくると、認知症の人が生き生きとした生活を取り戻すのです。言うまでもないことですが、病勢が進行してくると、やがて失われる認知機能が増えていきますから、不安定になるとは思います。しかし、環境を整え、介護の仕方を工夫することで、かなり長期にわたってその人らしい暮らしが続けられるのです。このような報告を受け、アルツハイマー型認知症の経過も、従来の教科書に記述されていたことは若干修正が必要かなと思いました。

また、認知症介護指導者の養成研修に集まってくる人たちは、介護について五〜一〇

図-1 認知症介護関係研修の概要

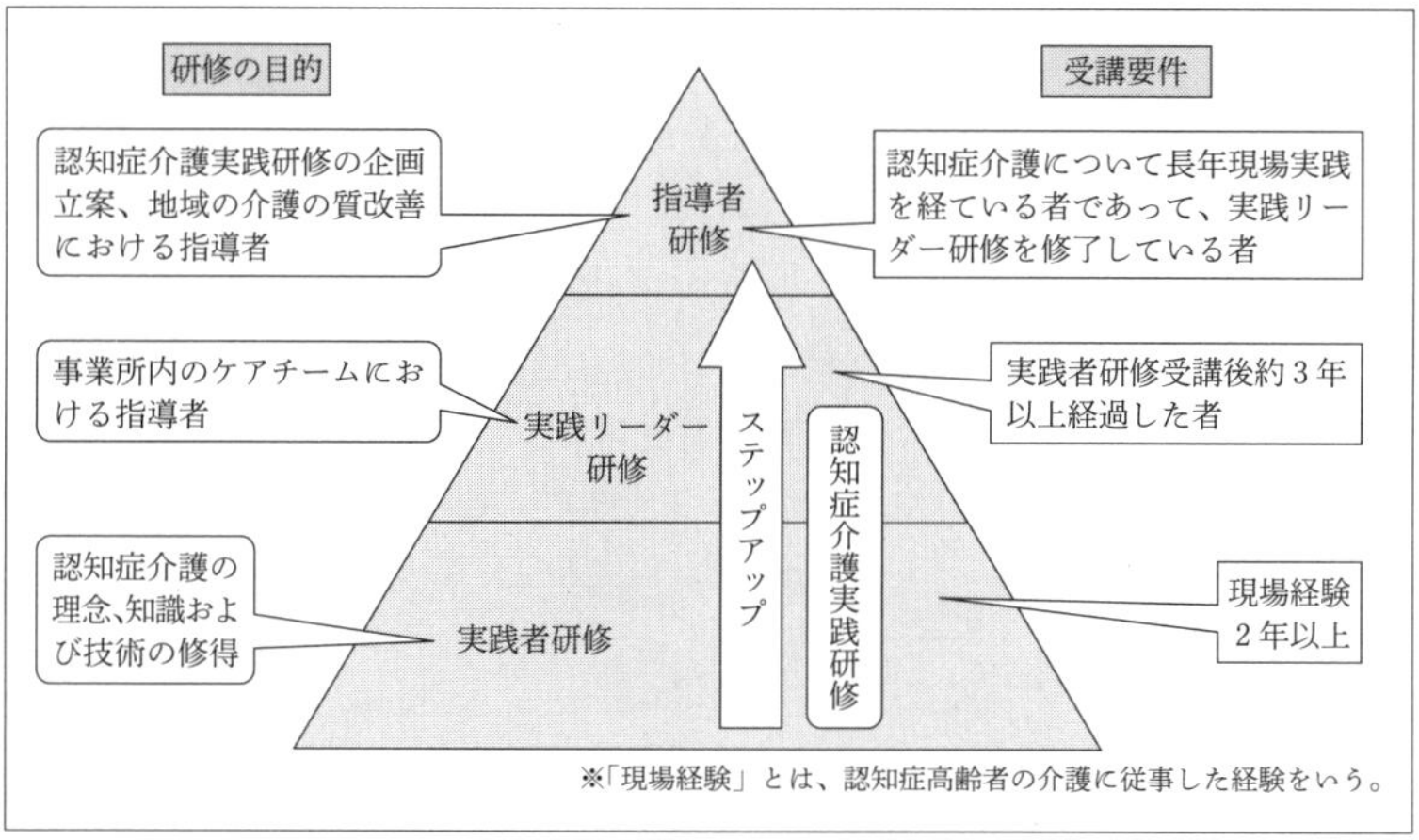

出典：長谷川和夫『認知症診療のこれまでとこれから』永井書店、p.135、2006年

年以上の経験をもっていますので、感性というか、人間力という資質と経験をもっている人たちです。私自身、研修生と接し、関わっていく間に、次第に自分の認知症についてのとらえ方が変わっていきました。

天皇皇后両陛下の行幸啓

二〇〇五年八月一日、東京センターを運営する社会福祉法人浴風会は創立八〇周年を迎え、天皇皇后両陛下が行幸啓になりました。当日はほどよい天候に恵まれ、午後二時すぎに東京センターにご到着されました。センターの一階にある回想法ルームでは、大正から昭和初期に使用された品々が並べられていますが、私がご説明申し上げました。陛下が

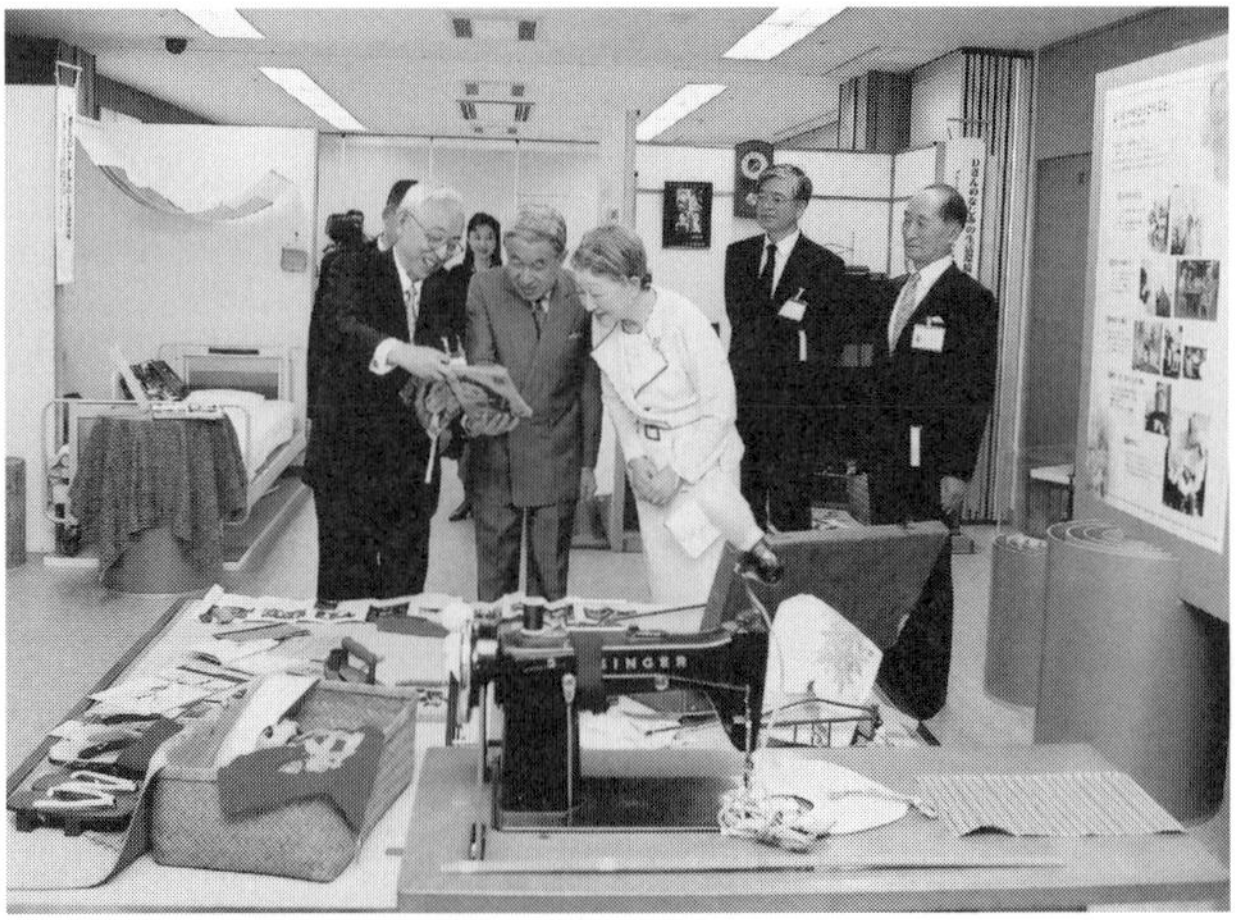

2005年。天皇皇后両陛下が東京センターを行幸啓。
回想法ルームを著者がご説明申し上げた。

皇太子時代に訪米され、ハリウッドを見学された記事を紹介する雑誌等もご覧いただきました。さらに、認知症介護指導者たちの研修場面などをご覧になられましたが、研修中の第一三期生、一五名に励ましのお言葉をかけていただき、感激の一幕がありました。

その後、同敷地内にある特別養護老人ホーム第三南陽園をご訪問され、書道、さをり織り、音楽などの利用者のクラブ活動を熱心にご覧になられました。その際、一人ひとりに声をかけられる両陛下のお姿に私たちは感激しました。ご休憩の折り、幹部とのご懇談の時間をいただき、認知症についての両陛下のご関心の高さをうかがうことができてありがたく思いました。このことは東京センターにとって誠に貴重な出来事でした。

新しいネットワークの創設

私が高度の認知症の方を診察していた時のことです。ほとんど過去のことを忘却し、家族のことも認識できない方でしたが、私はふと、「そこに座っておられる方の存在そのものが記憶である」ということを感じました。まさに人間としての存在の尊厳性にふれた思いでした。私たちは高齢者のもつ長い、そしてユニークな存在にしっかりと向き合うことから始めなければなりません。

この想いに共鳴してくれた有志の研修を終えた指導者が、二〇〇八年三月に“Being（存在する）”というネットワークをつくりました。“Being”は、“ing”つまり進行形です。認知症であっても生き生きとした心をもって生きてゆく存在として大切に、謙虚な気持ちで支えていくことがケア職、そして人間として果たさねばならないことだということを表した名称です。“Being”によって地域の指導者たちはお互いに情報を交換し合い、支え合い、励まし合って認知症の人を支えていくことを目指していくでしょう。幸いにして指導者の中から優れた資質をもった人がたくさん輩出され、それぞれの地域で、今まさに大活躍しています。仙台センターや大府センターの指導者ネットワークとも連携して、日本の認知症ケアにたずさわる人材の育成に力を尽くしていただきたいと念願しています。

今後、社会情勢は財政の面で厳しい状況となり、制度も変わっていくと思いますが、私たちのセンターは時代の変革に合わせて柔軟に対応していくことでしょう。また、育成された人材は、パーソンセンタード　ケアの理念のもと、全国の地域で新しい種をまくことに努力するでしょう。そして新約聖書のたとえにあるように、〝小さいからし種ではあるが、成長するとどの野菜よりも大きくなり、空の鳥が来て巣をつくるほどの木になる〟ことを信じています。

4 痴呆から認知症へ

改称のきっかけ

「痴呆」という用語には、「愚かなこと」「あほう」といった侮蔑的な意味が含まれていて、「痴呆」と呼ばれる高齢者に対する尊厳やいたわりを欠く表現であることは、すでに多くの識者や精神科医の指摘するところでした。なかでも二〇〇四年一月号の『老年精神医学雑誌』に秋元波留夫先生（東京大学名誉教授）が寄稿されていた論文には「『痴呆』という失礼な言葉を病名に使っていることは不当であって改称すべきである」と、はっきり述べておられました。それまで私自身は「痴呆」を医学の専門用語と割り切っていましたので、特に差別的に用いていたつもりはありませんでしたが、改めて考えてみると、こんなひどい意味をもつ言葉を診断名として用いていたこと自体を恥ずかしく思いました。問題はどういう名前に改めるかでしたが、思いがけないきっかけから起こったのです。

二〇〇四年三月一九日、高齢者痴呆介護研究・研修センター（名称は当時）の三センター長会議が行われました。この席で柴山漠人大府センター長（当時）が次のようなことを報告しました。柴山氏らは、ある地域に痴呆予防の活動を進めた時に、準備委員会の段階で、市民から痴呆という言葉に対して侮蔑的な意味、差別的なニュアンスがあることが取り上げられ、痴呆という言葉を使った活動への協力は難しいと発言があったというのです。つまり市民の声が上がったのです。三センター長会議はこのことを真剣に議論し、同席していた厚生労働省中村秀一老健局長（当時）も早速、改称に取り組むことを表明しました。そして私に「長谷川先生、よろしくお願いします」と言われたのです。

痴呆の呼称をやめることは簡単ですが、新しい用語を決めるのは大変なことです。精神分裂病から統合失調症に改称するのに精神神

表-1　「痴呆」に替わる用語に関する検討会委員名簿

氏　名	役　　職
井部俊子《いべとしこ》	聖路加看護大学長
◎高久史麿《たかくふみまろ》	自治医科大学長・日本医学会長
高島俊男《たかしまとしお》	エッセイスト
辰濃和男《たつのかずお》	日本エッセイスト・クラブ専務理事
野中《のなか》　博《ひろし》	日本医師会常任理事
長谷川和夫《はせがわかずお》	高齢者痴呆介護研究・研修東京センター長 聖マリアンナ医科大学理事長
堀田《ほった》　力《つとむ》	さわやか福祉財団理事長

◎は座長、五十音順

経学会は約一〇年かかっています。「いやー、えらいことになったたな」というのが正直な思いでした。

そして、二〇〇四年四月一九日に、長嶋紀一仙台センター長（当時）を含めた三センター長の連名により「痴呆」という呼称の変更についての要望書を坂口力厚生労働大臣（当時）に提出しました。これを受けて厚生労働省は、『「痴呆」に替わる用語に関する検討会』を設置しました（表―1）。

痴呆に替わる用語に関する検討会

第一回検討会は、二〇〇四年六月二一日、一六時より厚生労働省の会議室にて開催されました。私から痴呆性高齢者への医療とケアの現状について説明し、基本事項が検討されました。また痴呆性高齢者のグループホームなごみホーム長の和田行男氏（当時）を参考人として出席を求め、ケアの状況について情報をいただきました。いつもの半袖のTシャツにスニーカーというラフなスタイルと違って、Yシャツにネクタイ、背広という着こなしで、はじめは和田氏とは気がつかなかったことを思い出します。

第二回検討会は、関係団体代表者を招き、ヒヤリングを行いました。日本痴呆ケア学会

（以下、名称は当時）・本間昭理事長、東京都福祉保健局・下川明美痴呆支援担当係長、日本老年看護学会・中島紀恵子理事長、全国痴呆性高齢者グループホーム協会・木川田典彌代表理事、呆け老人をかかえる家族の会・高見国生代表理事、同家族の会・永島光枝理事から貴重なご意見をいただきました。

また代替用語の要件として次の三点が確認されました。①一般の人々にわかりやすく、できれば短いこと、②不快感や侮蔑感を感じさせないこと、③痴呆と同一の概念を表現していることです。

パブリックコメント（国民の意見募集）

厚生労働省では、二〇〇四年九月一三日から同年一〇月二九日までの期間、痴呆に替わる用語に関してホームページ上に趣旨や関連する情報などを掲載して、国民からの意見を募集しました。

痴呆に替わる用語について検討した結果、六つの用語、「認知症」「認知障害」「もの忘れ症」「記憶症」「記憶障害」および「アルツハイマー（症）」が提示され、質問票では各々の用語に短い説明がつけられていて、その一つを選ぶことを求めていました。

集計の結果、応募総数六三三三件に達しましたが、六つの候補の中で最も多かったのは、「認知障害」一一一八件（二二・六％）、次が「認知症」九一三件（一八・四％）、三位が「記憶障害」六七四件（一三・六％）でした（表―2）。

第三回検討会の時には、パブリックコメントの結果「認知障害」が一番高い得票数でしたが、「認知障害」は統合失調症などで広く使われている用語であることから、混乱を避けるため次点の「認知症」にまとまりそうになりました。

第四回検討会は同年一二月二四日クリスマスイヴの日に、今は閉館された虎ノ門パストラルで行われました。種々の総合的な意見検

表-2 痴呆の改称に関するパブリックコメントの結果

「痴呆」に替わる用語として、6つの候補から選ぶとしたら、どれが一番良いとお考えですか。

回　答	件　数	割合（無回答除く）
「認知障害」が良い	1118	22.6%
「認知症」が良い	913	18.4%
「記憶障害」が良い	674	13.6%
「アルツハイマー（症）」が良い	567	11.4%
「もの忘れ症」が良い	562	11.3%
「記憶症」が良い	370	7.5%
「痴呆」のほうがまだましである	266	5.4%
わからない。どれとも言えない	483	9.8%
無回答	1380	
合　計	6333	100.0%

討がなされ、全委員一致で「認知症」と決定されました。

「認知症」に対する私の思い

私は検討委員会の当初から「認知症」を提案していました。認知症の定義として記憶を含む認知障害が中心であることは指摘されていましたから、認知の働きが病気になった状態として、「認知症」が最も適切であると考えていました。主な若手の専門医にも意見を聞いて多くの賛同を得ていましたから、私の考えは終始ブレることはありませんでした。しかし、反論はありました。たとえば、日本語としておかしいという批判です。しかし、委員の中には言葉の使い方に定評のあるエッセイストが二人おられましたが、何のご指摘もありませんでした。また、「認知失調症」が適切という意見もありました。これについては、「栄養失調症」とか「自律神経失調症」のように治る可能性の高い機能性障害とは異なり、「認知症」は治ることが非常に困難な状態で、しかも進行形のプロセスが多いことから〝失う〟という字を使うのは、ご本人の気持ちを考えると反対でした。

スピーディな検討過程と担当職員のご協力があり、二〇〇六年四月から介護保険制度の改正を間近に迎える状況でもあったことが拍車をかけ、名称はわずか半年で決まりました。

拙速ではなかったかというコメントもありましたが、検討過程は高久座長の指導のもと、定石通りの手続きを踏んで結果を迎えたと考えています。

「認知症」という用語は、新聞やテレビ等のメディアの協力もあって予想されたよりも急速に拡がりました。最初はとっつきにくいとか、わかりにくい等と不評が聞こえましたが、それも薄れていきました。これは「痴呆」に比べて、認知機能の病気ということを表す「認知症」は、まったく中立的で侮蔑的なニュアンスがないことが力になったのではないかと思います。

超高齢化時代になって、認知症は誰にでも起こりうる状態と言えますが、呼びやすく、使われやすい用語になったことは、一つの前向きなステップです。これからも認知症の人がその人らしく尊厳性を守られて、地域で暮らし続けられるように私たちも支え合いの努力を継続していきたいと思います。

5 治す医療から寄り添う医療へ

二〇〇一年に東京センターに関わり始めてから、認知症の医療についての私自身の取り組み方が変わってきました。それまではキットウッドが指摘しているように認知症の人であったのが、認知症の人と、当事者（人）をより大きくとらえることを心がけるようになりました。治す医療を目指すにしても、ことに認知症の医療の場合には癒しを目指す医療であり、寄り添う医療、ご本人の暮らしを支えようと考える医療が大切であると思うようになりました。

診療で心がけていること

私の長男は、精神科医として街角のクリニック診療を行っています。数年前から、私もそこで月に一、二回、認知症の方の診療をさせていただいています。診療を終えた後、患者さんの診療結果について長男と討論をしますが、私にとっては充実したひとときです。

私自身も高齢になってきましたので、大学病院で部長をしていた頃に比べると、自然に患者さんや家族と同じ高さの目線になって言葉を交わすことができるようになりました。そして、一人ひとりの認知症の方がもつユニークな人間としての存在にふれて感動しています。

診療にあたっては、いくつかの原則をもっています。第一はゆったりとした時の流れの中で診療を進めることです。面接ではご本人の答えが出るまで、しっかりと待つことを心がけています。初診では約一時間、再診では三〇分の時間をとるようにしています。

第二の原則は、認知症の方と介護するご家族を一緒に診察することです。時には家族の方が「本人の前では言いにくいこともありますから……」と別々に話をすることを希望されることもあります。その場合には、「後でお話の内容はお伝えしますからね」とご本人にまず了解をとります。ご本人の背後で隠された形で家族と話すことは避けたいのです。

第三の原則は告知の課題です。家族には言うまでもありませんが、原則としてご本人にも告知をします。しかし、初診の当日にストレートに告知することは控えます。たとえばアルツハイマー型認知症の場合、適応薬アリセプトを処方した時点では、「アルツハイマー型認知症の疑いが多少ありますが、これから精密な検査や経過を見たうえで確定しますから、心配しないでください。これからもいつでも相談にのりますからね」と、しっかり患者さんと目線を合わせてお話しするように努めています。

しっかりと患者さんに向き合って待つ

Sさん（八〇代、男性）とのエピソードをご紹介します。Sさんは私が二〇代の頃、同じ教会で知り合った方のご主人でした。ご夫婦ともに高校の教師をされていて、高い教育歴をおもちでした。二〇〇四年頃、耳がぼーっとなった感じがして、人に言われたことがわからなくなり、耳鼻科医の診察を受けました。しかし、特に異常はないと言われたそうです。おそらくこの時、認知症のために人に言われた言葉が理解できなくなっていたと思われます。また、引越しをして長男夫婦が家具の位置を変えていた時に、突然目の色を変えて怒り出し、お嫁さんも驚いて泣き出してしまうほどの大騒ぎになったことがありました。その頃から記憶低下が進行し、二〇〇六年四月に初診にみえました。この時にはＨＤＳ－Ｒの得点は二七／三〇でした。その三年後、二〇〇九年には二一／三〇に低下し、進行性の認知機能の低下がみられ、画像診断でもアルツハイマー型認知症と診断されました。それから一か月に一回診察に来ていただいています。

ある日の診察のこと。初期の段階ですから、Sさんとの言葉のやりとりには不自由はありません。しかし、話し始めるのに時間がかかります。「具合はどうですか?」とお尋ねしても、すぐに答えられません。私は待ちきれなくなって「顔色がいいようですね。よく眠れているのでしょう」と言ってしまいました。「ああ、いいです」と答えが返ってきました。しかし、その後の会話は、「お食事は?」「おいしいです」と単純なQ&Aで進行し、簡単に終わってしまいました。この時の私には、待合室で待たせている予約患者さんのプレッシャーもかかっていました。

翌月診察にみえた時には、ゆとりがあったので「いかがですか」と尋ねて待つことにしました。Sさんは何か言いたい感じです。約三分間その状態です。しっかり目をそらさずに待ちました。何か診療録を見たり、コンピューターに目をやったりせず、しっかりとSさんに向き合いました。わずか三分間でしたが実に長く感じられました。やがてSさんは重い口調で話し始めました。奥様との諍《いさか》いの話です。奥様も意外だったらしく、「そんなことは先生に言わなくてもいいのに」とおっしゃいましたが、私はこれはいい場面になったと思いました。患者さんと家族、そして担当医が同じ舞台の上に立ってそれぞれの視点から課題を表現する。私も奥様からの話に答え、そしてSさんにもよく立場を考えながらお話することができました。最後に、「よくがんばってますね」と評価してみました。その前の診察と比較すると、はるかに豊かな内容になって二人ともうれしそうに機嫌よく帰られました。ことに私は古くからの知人ということ、また同じ信仰という特別な関係もあって、診察の終わりには彼と握手して、「神様にお祈りしているからね」と言葉を重ねて、彼の心の平安を願いました。

認知症になっても心は生きている

次にご紹介するのは、Kさん（七〇代、女性）です。八年前にアルツハイマー型認知症になりました。著明な記憶低下と失見当があります。発症時はＨＤＳ－Ｒの得点が一八／三〇でしたが、五年後には八／三〇となり、現在は三／三〇です。時々尿失禁がありますが、温厚な性格で著明な周辺症状はありません。毎朝、自宅から隣の家までの道路を掃除して、ゴミをビニール袋で集めます。これを日課にしていて、一日も欠かしたことがありません。しかし、ＨＤＳ－Ｒの得点が一桁の状態は、高度の認知症と考えられます。実際、自分の年齢も、自分が今どこにいるのかもはっきりしません。計算もできません。さらに、付き添ってきた長女も誰なのか認識できません。少女時代に広島で原爆に遭遇していますが、そのこともまったく記憶していません。これからの将来への不安も心配も表現されません。腰が少し曲がっていて、前かがみの姿勢ですが歩くことはできます。食事もおいしく食べられるし、痛いところもない。夜はよく眠れるとお答えになります。つやつやした頬は赤くて元気そう。そしてニコニコ笑って私の質問に答えています。屈託のない表情でうらやましいなと思いました。

話をしていても何も思い出がでてこないので、私はふと思いついて「昔の歌を憶えていますか？」と尋ねると、「憶えていますよ」とおっしゃいましたので、「歌ってみてください」とお願いしました。するとKさんは「春が来た〜春が来た〜どこに来た〜♪」と歌い始め、「山に来た〜里に来た〜野にも来た〜♪」と歌い終えました。私はびっくりして、思わず拍手をしてしまいました。楽しそうです。付き添っていた長女も驚いた様子です。そして、「あーきれいですね、この木は」と言って、診察机の向こうにあるパキラという常緑樹が天井に向かって緑の枝葉を伸ばしている様子を見ていました。

認知症になっても美しさを楽しんでいる姿に感動しました。記憶は失われていても、今そこにいる存在自体が長い過去の時間の記憶なのです。堂々とした存在感、その人しか与えられていない尊厳性を感じました。しかし、その背景には、支えておられる家族のご苦労があります。そして私たち専門職の支えのネットワークに包まれていることが、重要な条件の一つでしょう。

認知症の医療で大切なこと

二〇〇四年秋、京都での国際アルツハイマー病協会第二〇回国際会議の際に、当時の文化庁長官であった故・河合隼雄氏が特別講演をされました。氏は医療の現状についてふれ、「患者は物語をもって病院に行き、診断名だけをもらって帰る」と話されました。座長を務めていた私は、本当に耳の痛い言葉であると思いました。

言うまでもなく、適切な診断は適切な治療へ導く重要な位置を占めています。しかし、精緻を極めた診断技法を駆使して診断名を得たことで終わりとしてはならないと思います。あるいは、単に疾患対応の操作的診断とこれに連結する機械的な治療に流れている傾向がないことを念願しています。

また、認知症のご本人に寄り添う診療の条件として、先に述べたとおり「ゆったりした時の流れ」が必要です。充分な診療時間、少なくとも三〇分はとりたいです。通常の診療では到底無理だと思いますが〝もの忘れ外来〟として週一～二回、半日ぐらいをそれにあてる工夫は可能ではないでしょうか。

そしてケア職との連携が必要になります。メールや文章による連携だけでなく、顔を合わせての face to face の話し合いをもつことができるとよいと思います。また、かつて施行されていた認知症生活指導料に代わる診療報酬の復活も要望するところです。

これからの認知症の医療では、患者さんの内的体験を理解しようとする視点、患者さんの物語を大切にする臨床を重視してほしいと思います。医療の原点である「病気を見ずして病人を診る」視点を改めて考え、認知症医療にパーソンセンタード サービスが根づくことを念願いたします。

ケア職はすばらしい仕事

ケア職の方は、自分の年齢の二〜三倍、時には四倍も長く生き抜いた高齢者の暮らしを支えることになります。記憶はなくなったとしても、その人がそこにおられること、存在自体が記憶なのでしょう。思い出すことが病気のためにできないと考えてもよいと思います。そうしたユニークな、その人しかもっていない尊い存在と向き合うことが私たちの第一の仕事です。大変なことですね。しかし、何とすばらしい仕事だと思いませんか。認知症の人はあなたを必要としておられるのですから。聞くことを第一にして待ってみること、ゆっくりと接してみましょう。そしてご本人の視点に自分を置いて、どんなことを望んでおられるのか、自分の感性を総動員して考えてみましょう。きっと豊かなケアが生まれてくると思います。

第7章

ご本人が語る時代を迎えて

1 国際アルツハイマー病協会第二〇回国際会議

予想をはるかに上回る参加者

二〇〇四年一〇月一五～一七日に京都で開催された国際アルツハイマー病協会第二〇回国際会議は認知症ケアに大きなインパクトを与えました。主催は国際アルツハイマー病協会（ＡＤＩ）と日本の呆け老人をかかえる家族の会（名称は当時、高見国生代表）が担い、後援は世界保健機関（ＷＨＯ）や厚生労働省など六四団体でした。私は高見代表から委託されて組織委員長として関わりました。

会場は京都市左京区宝ケ池の国立京都国際会館でした。私は会場にほど近いプリンスホテルに泊まっていましたが一日目の朝、ホテルを出ると驚愕の事態が目にとびこんできました。道路を一つ越した会場に向かって早朝からたくさんの人が歩いておられ、受付には登録のための長い行列ができていました。二〇〇〇人の参加者を見込んでいましたが、予想を二倍も上回る約四〇〇〇人が約四〇か国から集ったのです。ホールに入っていただくための対応に追われ、開会式は四〇分も遅れてしまいました。

私は「痴呆ケアの基本課題」と題して基調講演を行いました。パーソンセンタード ケアの理念をもつこと、ケア専門職の育成、および地域ケアの仕組みづくり等について論じました。つづいて当時の文化庁長官であった故・河合隼雄先生の特別講演の座長をさせていただく光栄に浴しました。河合先生は「高齢者と高齢化社会をどう考えるか」をテーマに、わかりやすく話されました。「よく高齢者対策という表現があるが、私自身が対策のターゲットにされている感じがしていただけない」とか、「私たちは単純に生きているのではなくて、自分の物語を生きています」等新鮮な考えに溢れた内容が印象的でした。そして前にも述べましたが、医師の診療についても「患者は物語をもって病院に行き、診断名だけをもらって帰る」という有名な言葉を述べられ、まことに私にとっても痛烈で、しかし当を得た表現でした。

認知症の人を支える町づくり、地域づくり

会議は二つの特徴がありました。一つは認知症の人を支える町づくり、地域づくりとして「『痴呆の人とともに暮らす町づくり』地域活動推進キャンペーン」のワークショップが行われたことです。二五〇席くらいの小ぶりの会場には、セッションが始まる前から

続々と人が詰めかけて、熱気で包まれました。入口には立ち見の聴衆が背伸びをしながら中をうかがうほど盛況でした。全国から公募された四九の町づくりから、堀田力氏（さわやか福祉財団理事長）による推薦委員会によって、モデルとして選ばれた次の四事例が報告されました。

・植手厚（愛知県師勝町）「師勝町思い出ふれあい（回想法）事業」
・多湖光宗（三重県桑名市）「次世代育成に貢献するグループホーム・宅幼老所」
・大谷るみ子（福岡県大牟田市）「痴呆の人の理解のための子どもたちの絵本作り」
・小梶猛（滋賀県八日市市）「しみんふくしの家八日市グループホーム」

市民のアイデアと努力、行政サイドの積極的な支援が結実した事業が全国で行われ、私たち専門職よりも、市民の「地域で支え合う力をつくる」という認識が、一歩も二歩も進んでいることを感じました。まさに、日本の認知症ケアがこれから地域ケアの軸となっていくことを全国に発信した瞬間であったと思います。

ご本人からのメッセージ

もう一つの特徴は、認知症のご本人が演壇に立たれたことでした。その先駆者ともいえるクリスティーン・ブライデンさんとご主人のポールさんにもお目にかかることができました。温かい微笑をたたえ、著書にサインをしていただきました。クリスティーンさんは四六歳の時に認知症の告知を受け、一時は混乱し苦悩されましたが、ポールさんに支えられ、認知症のご本人の立場から論述をされるようになった実に優れた方です。彼女はワークショップの最初の演者として、「私たちについて、私たちなしでは何もできない。認知症の当事者による擁護」と題して話されました。認知症のステレオタイプ的な固定観念から脱却すること、顧客（カスタマー）である認知症の当事者の関与が介護サービスのあり方や対策を立てる時に必要不可欠であることを強く表明されました。地方自治体や国の対策、さらにグローバルな国際的対策、そしてＡＤＩに対してもメッセージを送られました。

そして私が感動したのは、日本からも認知症の当事者として、最終日に大ホールで越智俊二氏がご自分の体験を語られたことでした。ありのままの、生の物語でした。同時通訳をしている女性は声を詰まらせて涙声になりました。参加者も感動の涙です。そして越智さんの発言が終わると、会場は大きな拍手に包まれ、スタンディング オベーションがありました。このような学会でスタンディング　オベーションを体験したことは、後にも先にもこの一度きりです。

高齢化社会のトップランナー、日本から情報発信

初日の夜に行われた屋外でのレセプション、二日目は晩餐会など、会議の全体を通じて主役は家族の会のメンバーでした。ＷＨＯの代表も含め各国の行政職、老年精神医学会などの専門医、看護師、介護専門職、法律家、社会福祉関係者等々、通常の学会と異なり、同じ共通の課題を抱えたさまざまな立場の人々の集まりであったと思います。ことに家族の方たちは、大きな励ましと勇気を与えられたと思います。

日本はこれからの高齢化社会のトップランナーです。まさにモデルのない挑戦に向かっていくことになります。こうした重要な時期に、日本から貴重な情報を発信する機会として国際会議は位置づけられました。また、国内に向けても、地域ケア、包括ケア、そして認知症ご本人の尊厳性を擁護する点を学び、啓発していくマイルストーンになった大きな意義をもった会議になりました。

2 講演会への思い

工夫をこらした多くの講演会

最近一〇年間に私が関わってきた市民や専門職を対象にした大小の講演会や研修会は、およそ五〇〇回に達しました。二〇〇五年から「認知症を知り地域をつくる」キャンペーンが開始されたことや、二〇〇七年から「認知症地域支援体制構築等推進事業」が政府によって進められたこと等も、講演が増えた理由だと思います。

私が認知症の医療に関わり始めた一九六〇年代は、地域の研修会といってもごく小規模で参加者は五〇～八〇人位でしたが、最近は五〇〇～一〇〇〇人の規模で行われることもあります。会場は参加者の熱気に包まれて、演壇に立つ私たちは圧倒されてしまいます。演者も認知症のご本人が参加されて、私たち専門職と共に演壇に立ってお話をされることも見られるようになりました。主催者も地方自治体、医師会や社会福祉協議会、そしてケア専門職の団体、あるいは家族の会等、多岐にわたります。

ひとつの例を挙げてみましょう。住友生命健康財団は二〇〇五年から「認知症を考える」と題して、シニアライフセミナーを広く市民を対象として行ってきました。第一回は二〇〇五年一二月二日、名古屋市の市民会館で落合恵子氏（作家）、永田久美子氏（現・認知症介護研究・研修東京センター研究部副部長）と行いました。二〇〇六年からは認知症の予防に的をしぼり、私が認知症の全般について講演し、次に落語と予防体操、そして矢冨直美氏（現・東京都健康長寿医療センター研究所客員研究員）の「認知症に強い脳をつくる」講演でしめるという四段階のプログラムが始まりました。二講演の間に参加者がリラックスできて実際に関わる特徴的なプログラムが好評です。全体で二二講座、総参加者は約一万六〇〇〇人に達しており、現在も続けています。なお、この企画は朝日新聞が協賛していて、朝日カルチャーセンターが実務を担当しています。

特殊な例もあります。アリセプトを販売しているエーザイ株式会社のＭＲの方を対象にして講演をしたことがありました。認知症のご本人の苦悩や家族の苦しみを報告しました。そしてエーザイ社のＭＲこそ、アリセプトを臨床医に届ける唯一の立場であることを伝えました。自分の仕事を患者さんのための責務、コミットメントとして考えてほしいことをアピールして好評を得ました。

聴いていただく方の視点に立つ

認知症をテーマに各地で講演させていただきもう三〇年以上経ちますが、当初から一つの理念をもって始めたわけではありません。ただご依頼に応じてお話させていただいているうちに、高齢化社会の状況を背景にしてここまできたということです。また、もともと私は医科大学で教員をしておりましたから、人前で話をすることには抵抗感が少なく、むしろ好きだったこともあると思います。

一九八〇年代に入った頃、NHKの健康番組に認知症がテーマに取り上げられ、毎週出演したことがありました。限定された時間でキャスターの質問に答えていくわけですが、その時、話し方を工夫するよう意識しました。ビデオに撮って自分の話し方の癖をみつけて直したこともあります。

講演には、わざわざ遠方から私の話を聴きに来られる方もいらっしゃいます。大変ありがたいことです。たとえ話すのは一時間でも、一〇〇人が参加する会では、参加者の一〇〇時間をいただいたと考え、話の内容を吟味して工夫して話すようにしています。高い声で始めるのか、低い声にするか、早口で話すか、ゆっくりと話すのがいいか、間のおき方、どのような身振りをどこでするのか、肉声で語る言葉の調べや響きを考えて話しています。

所沢市小手指にある「くわの実クリニック」の橋爪鈴男医師には、私の講演会について次のように評価していただいています。〝長谷川先生のすごいところは、文字にしてみると特に特徴のないところでさえ、先生の生の声で話されると聴いた方がなぜか感動してしまう点です〟。これは身に余る称賛ですが、やはり聴いていただいた方の視点に立って、わかりやすく話そうとする私の意図を認めていただいたありがたい言葉と受け取っています。

私も八〇歳になり、体がつらいこともありますが、認知症になっても安心して暮らせる町づくり、平和を愛する日本人として、より住みやすい国づくりに貢献するためにも、講演を続けていきたいと思っています。

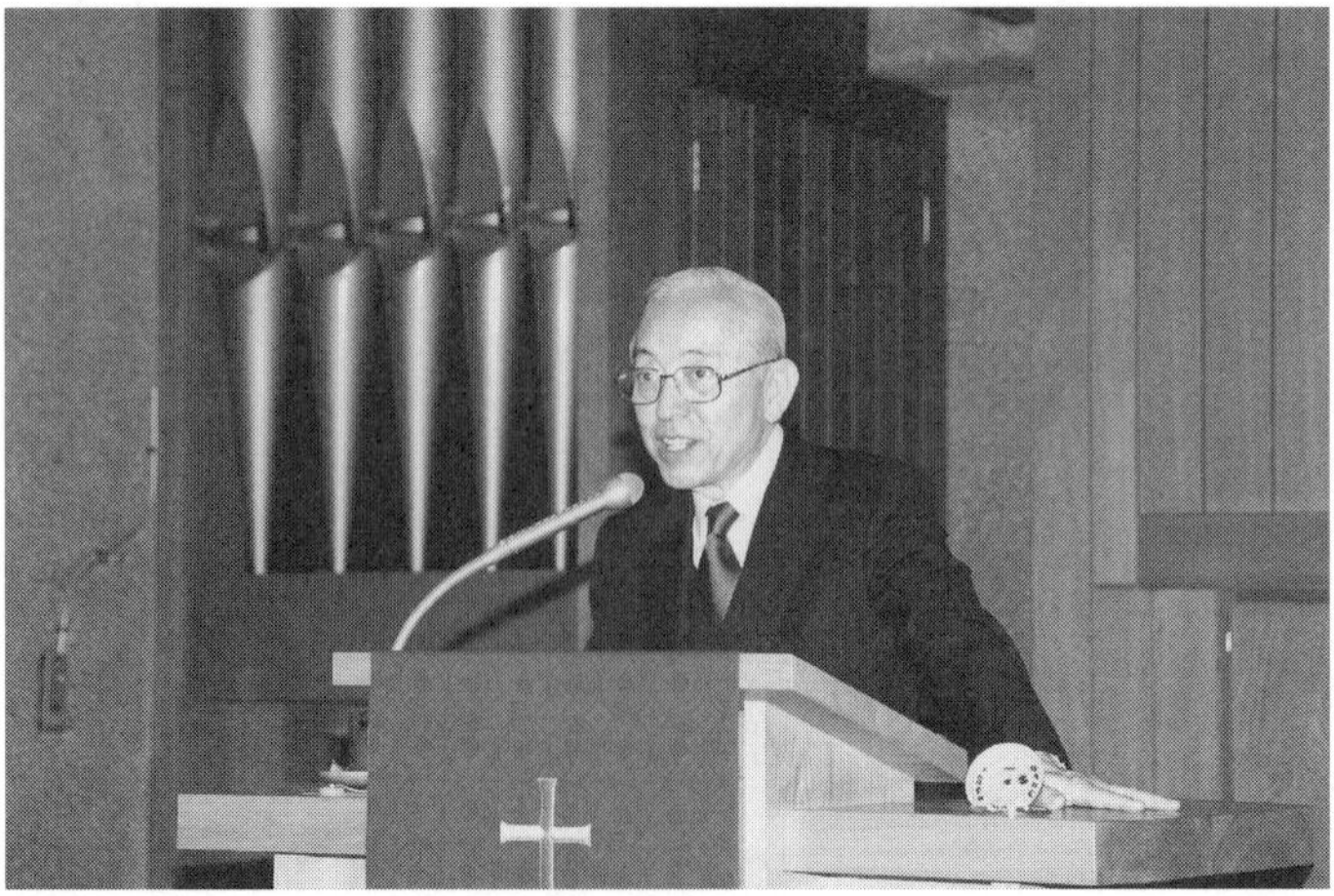

2000年10月。銀座教会にて「心は老いるか」をテーマに講演。講演会はここ10年だけでも500回以上にのぼる。

3 認知症でもだいじょうぶな町づくり

町づくりの第一歩は認知症を知ること

二〇〇四年一〇月に開催された国際アルツハイマー病協会第二〇回国際会議では、『痴呆の人と共に暮らす町づくり』地域活動推進キャンペーン」のワークショップを行いました。そして翌年、二〇〇五年の厚生労働省の、向こう一〇年にわたる「認知症を知り地域をつくる」キャンペーンの構想がスタートしました。政財界、企業団体、医療および福祉関係機関、有識者等から構成される「認知症になっても安心して暮らせる町づくり一〇〇人会議」が立ち上げられ、このキャンペーンを推進することになりました。

町づくりの第一歩は認知症を知ることです。まずは認知症のことを理解して、ご本人を支える人を「認知症サポーター」として、一〇〇万人養成することに着手しました。家庭の主婦、民生委員、商店、スーパー、コンビニエンスストア等の店員、電車、バス、タクシー等の運転手、銀行や郵便局の職員、学校の教員など、町で暮らすすべての人が対象です。認知症サポーターは全国で一七〇万人に達しました（二〇一〇年三月末現在）。二〇一五年に向けて、四〇〇万人養成することを目標にしています。

また、毎年全国から「認知症でもだいじょうぶな町づくり事例」を公募して、さわやか福祉財団の堀田力理事長による選考委員会を開き、モデル事例を推薦していただき、年度末のキャンペーン報告会で表彰しています。住友生命保険相互会社の協賛のもと、東京、大府、および仙台の三センター（主催）、認知症の人と家族の会（共催）で構成する実行委員会が推進し、私が実行委員長を務めました。二〇〇四年度から二〇〇九年度までに、全国四七都道府県から三四六の事例が集まっています（図―1）。

図-1　全国から寄せられた応募

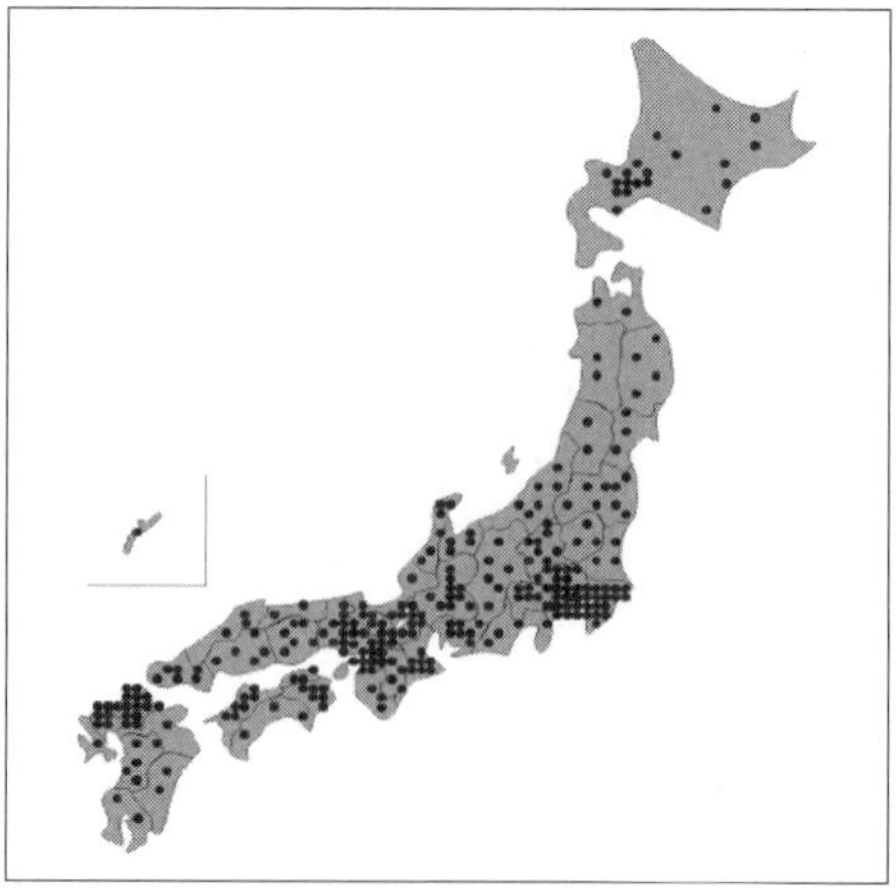

6年間で全国47都道府県から346の町づくり事例が集まった。

ユニークな町づくり活動

いくつかの活動事例を挙げてみましょう。

二〇〇四年度に〝家族のユニークな活動部門奨励賞〟を受賞した福岡県の大牟田市認知症ケア研究会（代表：大谷るみ子氏）は、子どもたちに向けた認知症を理解するための絵本づくりを行いました。認知症の人の暮らしぶりを孫の目から見た物語として絵本にしたのです。研究会の運営委員が物語を書き、挿絵は子どもたちが物語を聞いて描きました。そして絵本を通じて認知症の理解を深め、いたわりの心と支援を働きかける活動に使っています。この絵本は小・中学校にも配布され、学校の先生や保護者を通じて広がっています。また、地域認知症ケア教室や町づくりセミナー等でのテキストとして活用し、認知症の人が安心して暮らせる町づくりを目指しています。最近では、この町づくりの取り組みは、「大牟田市ほっと・安心（徘徊）ネットワーク」事業として発展し、活動を続けています。徘徊模擬訓練には、市役所、警察署、消防署、介護サービス事業協会、民生委員、児童委員、タクシー協会、土木事業所、学校等、幅広い市民（約一〇〇団体、二〇〇名）が参加するなど、拡がりをみせています。私も毎年のように大牟田の集会に参加させていただきましたが、炭坑の町として知られた大牟田市が、福祉の町として生まれ変わろうとしている姿に感動しました。

二〇〇七年度に受賞した東京都町田市の社会福祉法人町田市福祉サービス協会おりづる苑せりがやでは、「若年性認知症デイサービス〝おりづる工務店〟」という取り組みを行っています。認知症になっても今までの社会経験を活かして働きたい、人の役に立ちたいという若年性認知症の方がもつ切望を受けて、デイサービスの中に〝おりづる工務店〟を設立、市役所や保育園などの協力により、外部からの〝仕事〟を受注しています。介護保険サービスの一環として活動しているため、無償ボランティアとなっていますが、（認知症になっても）「人の役に立てる、それがうれしい」とおりづる工務店での〝勤務〟を楽しむ声が上がっています。就労支援につながることを目指して実績を重ねています。

若年性認知症は六四歳以下で発症する認知症ですが、現在ある介護サービスは主に高齢者を対象としていますので適切なサービスがないこと、軽症の時期では働きたいというニーズが強いこと、経済的な支援が必要なこと等、課題が多いのです。おりづる工務店のような独創性のある町づくり活動が継続していくことを期待します。

私も報告された町づくりの活動を拝見して、市民の方たちが私たち専門職や行政よりも、ひと足先を歩いているように思いました。超高齢化時代の現在、認知症の人を支えていく町づくりは必然的な流れであり、実は認知症対策のファイナルゴールだと考えます。そしてこの市民活動は、継続していくことと、一部の地域だけに限定されず全国にわたって拡がることが大切です。

国際会議でも町づくり、人材育成を強調

国外については、二〇〇九年九月二二日、国際長寿センター（ＩＬＣ）アメリカ（故・ロバート・Ｎ・バトラー理事長）とコロンビア大学公衆衛生学部（リンダ・フォード学部長）の共催で「第一回高齢化とアルツハイマー病に関する賢人会議」がニューヨークで開催され、私はＩＬＣ日本の企画委員として参加しました。参加国は日本、アメリカ、イギリス、フランス、ドミニカの五か国、一九名でした。いずれもトップクラスの専門家で医学、公衆衛生学、心理学、経済学、行政職、製薬企業、家族会等、錚々《そうそう》たるメンバーでした。ワインを傾け、晩餐を楽しみながらの会議、バトラー理事長の短い挨拶の後、始めから一人ひとりが意見を述べて、それに対して討論が進むというディナーサロンと呼ばれる形式でした。会議の趣旨は、高齢社会にあたってアルツハイマー型認知症に対して国際戦略をどのように立てるか、グローバルな現状からみて今後どのような公共政策、さらに広

く社会的活動を進めるべきかが課題でした。

多様な議論が展開され、ことに発展途上国からは、WHOから各国政府に対して認知症対策を促すメッセージを送るべきだという意見もありました。新薬開発などの研究費を含め、財源をどのようにして集めるかといった具体的なテーマもありました。私は、地域ケアがこれからの認知症ケアの中心になること、認知症になっても安心できる町づくりとケア人材の育成が重要であることを強調しました。これに対して参加者から「ドクター長谷川の意見に感銘した」という発言があり、討論の流れを変えたと感じました。私にとっても、日本からの発信として受けとめられたことをうれしく思いました。

誰もが住みやすい、平和な国家がつくられるように

私はいつも、町づくりに関わっている人たちの明るく生き生きとした姿と笑顔に驚かされます。今の時代は自分さえよければよいという世相があります。そして自立して競争することが期待されてもいます。しかし、この生き方は必ず行き詰ってしまうことを昨今私たちは見てきています。私たちは、お互いに支え合う〝共生〟という理念で地域をつくることが求められています。地域で認知症の人と家族を支えることによって感謝され、喜ば

れることによって逆に勇気と励ましが与えられるのです。ボランティアとして自分の能力と時間と、ときにはお金を捧げて心を尽くしている方々の力こそ、私たちに与えられている人間力と考えています。このような想いの中に、他者を慈しむ灯りを一人ひとりがもって、さらに灯りを増やしていくことができれば、この世は希望の光に包まれることでしょう。これは決して単なる理想ではなく、現実に起こっていることだということに、私自身も勇気を与えられます。

また、認知症になっても安心して暮らせる社会は、障害をもっている人にも安心して暮らせる社会です。国際的にも長寿国としてトップランナーである日本は、世界が注目しています。ことに、これから高齢化を迎える東南アジアの諸国に対して、慈しみの心をもつ地域ケアや町づくり活動が貴重な指針になることと確信しています。

私は認知症になってもだいじょうぶな町づくりは、認知症の人と家族の暮らしを支えるうえでは最終の目標だと思っています。行政や専門職の努力も大切ですが、これからさらに高齢化が進む状況では市民がお互いに支え合う仕組みをつくっていくことが絶対に必要です。これがあればセーフティネットワークがつくられることになります。

もう一つ重要なことは、この町づくり活動は、日本が平和な国であることを条件としています。政権が変わり、施策が変わる時代ですが、私たち国民が将来、日本の平和を強く希求する意思をもち、それを獲得する努力を続けることが第一です。アルプスの山に囲まれたスイスのように、海に囲まれた日本はすばらしい大和文化を培ってきた独立国です。そして、さらに福祉の国として発展していくことを念願しています。

第3部

［対談］

老いと認知症をみつめる

新福尚武×長谷川和夫

［対談］

老いと認知症をみつめる

この対談は『りんくる』第一四号（中央法規出版、二〇〇七年）に加筆修正し、再構成したものです。

新福尚武

Naotake Shinfuku

精神医学総合研究所所長

九州大学医学部卒業後、鳥取大学医学部教授を経て、東京慈恵会医科大学教授。一九七九年に退官。精神療法精神病理学会長、心身医学会長、アルコール医学会長、国際老年精神医学会名誉会長などを歴任し、現在に至る。専門は老年精神医学。著書として、『さわやかに老いる知恵』（主婦之友社）、『新精神医学』（医学出版社）、『人類とボケ』（講談社）、『老いとは何かを伝えたい』（主婦之友社）、『精神医学大辞典』（講談社）、『老年精神医学』（中山書店）他多数。

一九一四年生まれ。

×

長谷川和夫

Kazuo Hasegawa

認知症介護研究・研修東京センター名誉センター長

東京慈恵会医科大学卒業後、同大学助教授、聖マリアンナ医科大学学長などを経て、現職、ならびに聖マリアンナ医科大学名誉教授。専門は老年精神医学・認知症。一九七四年に、長谷川式認知症スケール（ＨＤＳ－Ｒ）を開発。「痴呆」から「認知症」への名称変更の立役者でもある。『認知症を正しく理解するために』（マイライフ社）、『認知症の知りたいことガイドブック』（中央法規出版）、『認知症診療のこれまでとこれから』（永井書店）他多数。

一九二九年生まれ。

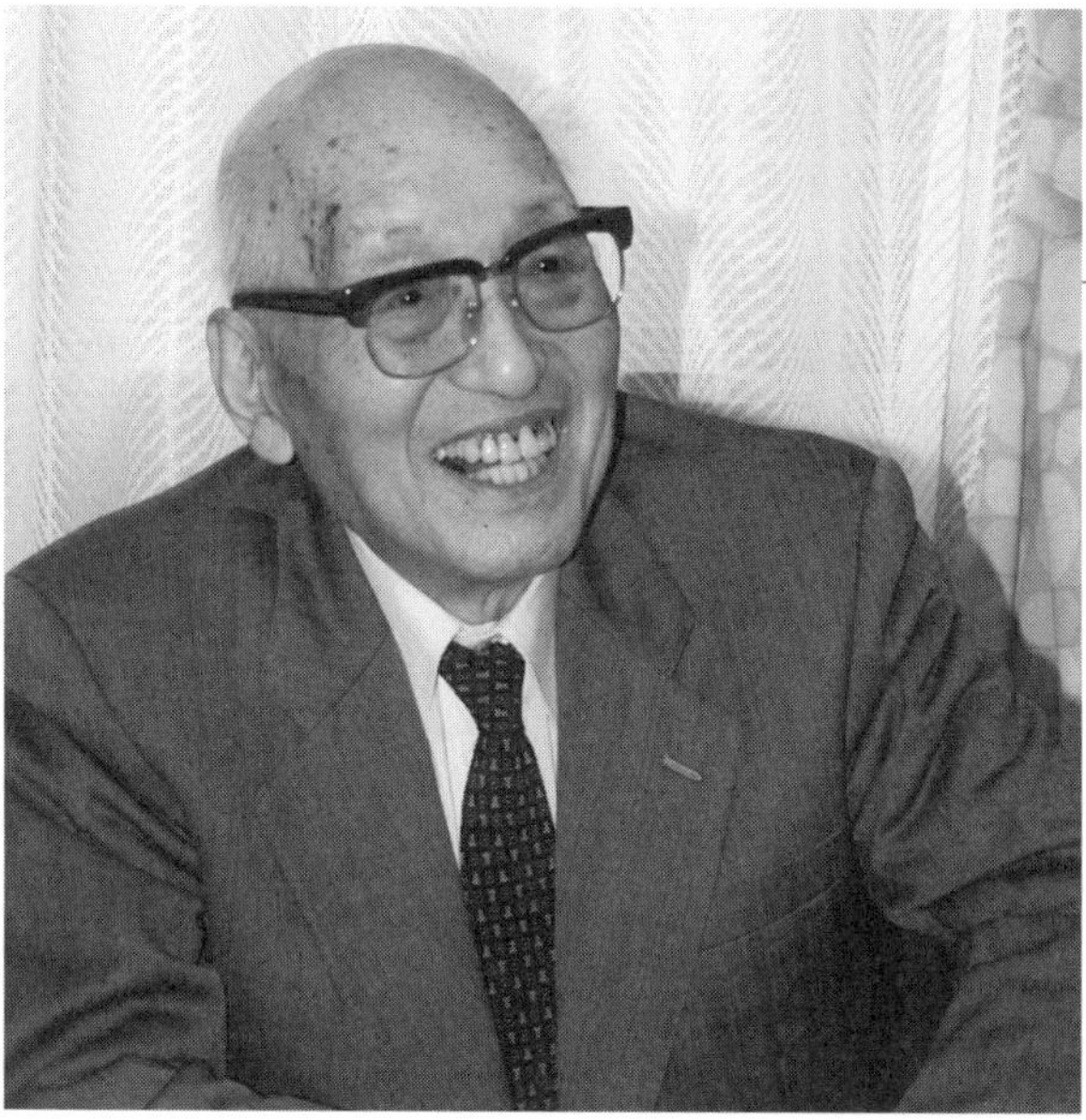

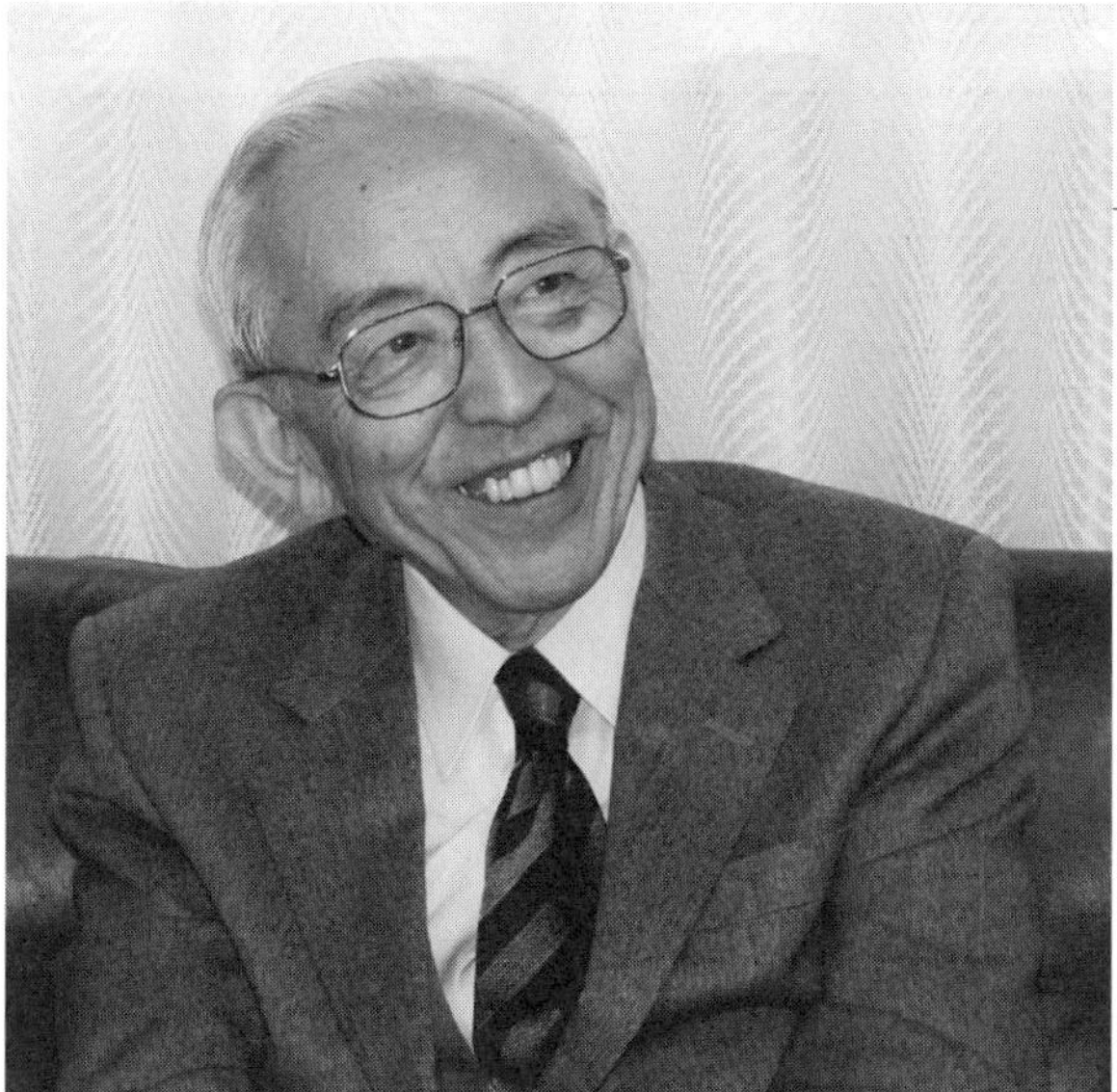

生涯を決定する出遭い

長谷川 先生のご著書に『新精神医学』という本がございますね。私もこの教科書でずいぶん学ばせていただきましたが、いつごろお書きになったんですか。

新福 鳥取大学の教授の時です。昭和三一年ですね。当時は本を読むだけでなく、自ら考え、執筆する時間がありました。忙しい大学だったら……と考えると、いい機会に恵まれたと思います。

長谷川 このご著書がすばらしいのは、単に医学的な知見が書かれているだけではなくて、症状の記載がとても具体的な点です。そして、先生のお考えが述べられているという点です。また、アルツハイマー病は多種性といわれていますけれども、脳萎縮だけで説明できないということをこの時期に達見されているのです。私は今でも時々読み返しています。とにかく、この本から先生の物事をとらえる本質というのを教えていただきました。今の私があるのは、本当に先生のおかげです。

新福 いやいや。

長谷川　先生との出遭いは、一九六七年に鳥取大学から東京慈恵会医科大学の教授として赴任された時でした。私は講師として医局長を務めておりましたので、先生に接する機会が一番多い席におりました。

先生から多くのことを学ばせていただきましたが、特に印象に残ったことがあります。都内の特別養護老人ホームに二人で調査に行った時のことです。そこはベッドがずらっと並んでいるような大部屋でした。その中に一人、非常に多弁なおばあさんがいらしたのですが、先生は足を止められて熱心に耳を傾けていらっしゃいました。精神医学の大家と呼ばれていた先生が一生懸命に患者さんと向き合う姿を見て、先生に

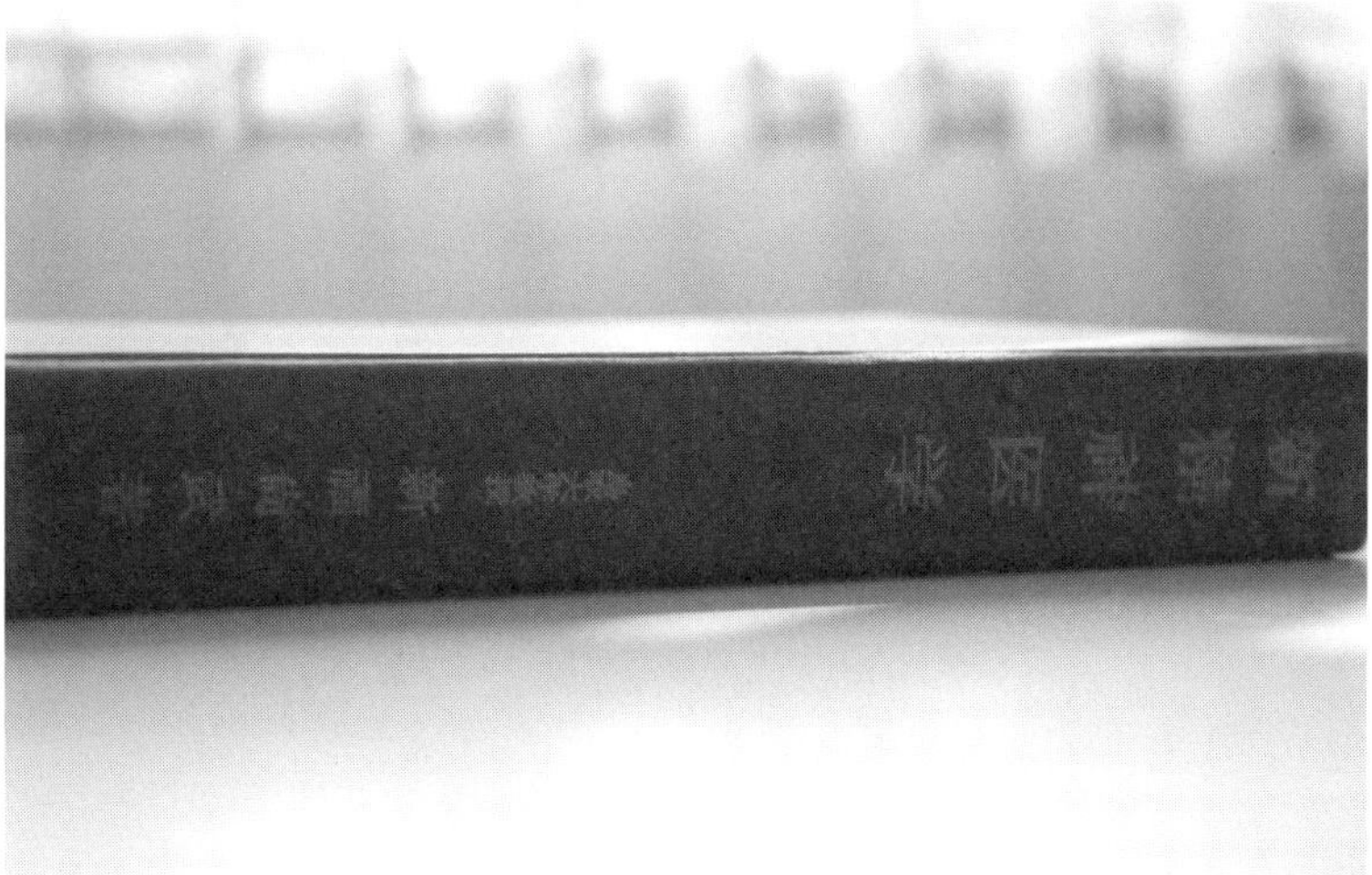

学んでいこう、これは自分のライフワークだと思いました。

また、ある学会にお供した時のことです。先生が文献を四、五部持っていらっしゃって、「老人のパラフレニー（妄想性痴呆）の文献は少ないんだ。これくらいしか主なものはないんですよ。でも、この五つ六つの文献を読めば、今までの先行研究は大体わかるんだよ」とおっしゃいました。その時も、私は、ああ、このようにして先行研究を学んでいくのだなと、感銘を受けました。

数を挙げたらきりがありませんが、今でも先生から受けた新鮮な思い出が胸によぎります。

その後、私は四四歳で聖マリアンナ医科大学の教授になりました。とはいえ、まだまだ未熟でしたから、当分は医局長のつもりでやろうと思っていました。しかし、僕の立ち居振る舞いを見た同僚が「長谷川先生は新福先生そっくりじゃないですか」と言うのです。無意識に見よう見まねで真似していたんですね。

新福 多少はそういうところは出てきますね。私も振り返ってみて、最後は恩師の下田光造先生に似たことを言ったり、したり、しておるんですね。

下田先生には、今でも感銘を受けるところがあります。そういう点で恵まれていましたね。先生にも恵まれたし、長谷川君のような弟子にも恵まれました。もっとも、もう弟子なんて思っていません。年齢的には弟子かもしれませんが、やはり同輩、あるいは先生ですね。

長谷川 いやいや、とんでもないです。私も高齢になってきましたけれども、いまだに新福先生という大きな山は依然として目の前にあるので、何とか乗り越えなくちゃいけないと思います。新福先生という恩師がいてくださる、これは大きいことです。だから、つい、いろいろなところで先生のお名前を口に出してしまうのですが、本当に幸せなことだと思います。

老年精神医学の研究は長いスパンで

新福 今日は長谷川先生にお願いしたいことがあります。それは、これからの老年精神医学は、症状が出現する以前の期間に重点を置いて研究に取り組んでほしいということです。たとえば、ある精神の著しい変化や認知症のような障害が現れたとします。ところが、そういうケースを診ると、それが実際に起こり始めているのはずっと前のことなんです。つまり、精神症状として問題が顕在化する前、つまりそれがまだみつからない長い時期のことにもう少しわれわれは注目すべきです。

というのも、認知症という症状の出現は、一〇年、二〇年、人によっては三〇年ぐらいかかるといわれています。したがって研究者は、認知症の症状が出始めてから研究対象にするのではなく、ずっとさかのぼって、どのようにそういう道をたどってきたかということから研究すべきだと思うので

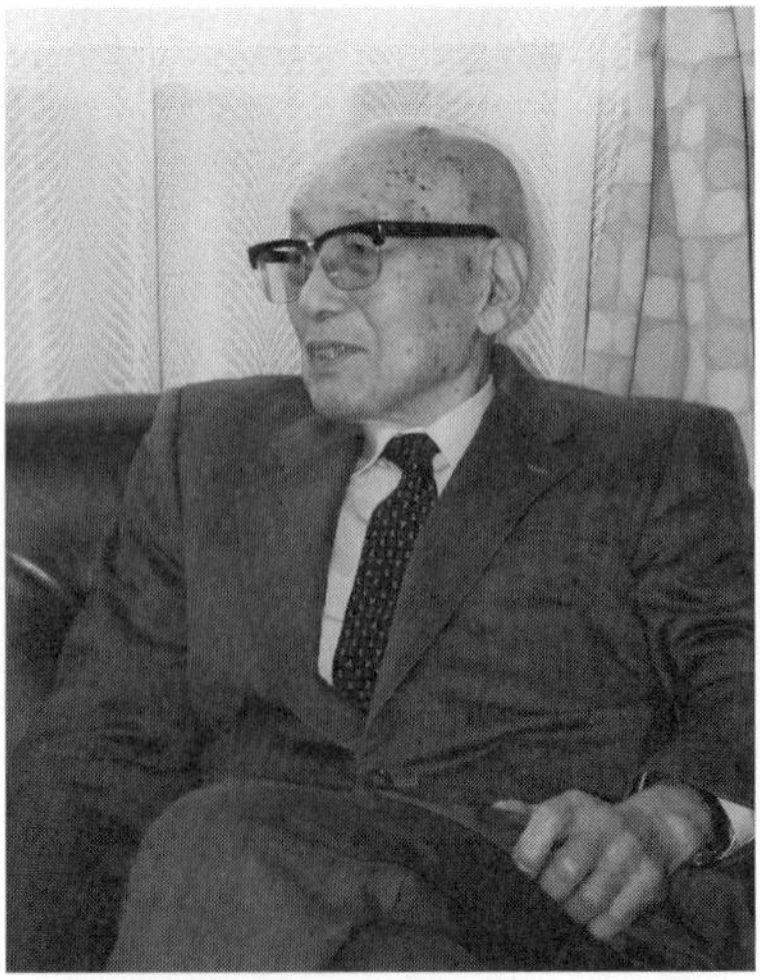

す。

なぜ私がそういうことを考えるのかというと、今はほとんど見なくなりましたが、かつて梅毒性の進行麻痺という病気がありました。この病気は末期に認知症が出現するのですが、認知症が起こり始めてから診断や治療しても手遅れなのです。その前に、血液の異常や言語障害といった身体症状・神経症状から診断することが必要です。だから認知症も、精神症状がまったくない時期、あるいはほんのわずかな兆候がみられる時期に、それを精査する方法を確立しなければなりません。それが、これからの老年精神医学の最大の課題だと思います。

長谷川　おっしゃるとおりですね。現在、徐々にですがそういう動きは進んできています。たとえば、画像診断で、アミロイドの沈着を最初から把握しようという試みなどです。

新福　そうですか。それは、非常に好ましい方向ですね。そして、それを基に薬をつくる。それが人類のために役立つ本当の学問・研究と言えるでしょう。

脳を働かせるとは

新福　前頭前野を働かせることはとても大事なことだと思います。アルツハイマー病の一番の原因は、脳の大脳皮質にあります。その大脳皮質の働きを低下させないことは、認知症の予防につながると思います。

長谷川　数年前から、脳トレ（脳トレーニング）というのが流行っています。計算ドリルをしたり、声を出して本を読んだりなどです。つまり、前頭前野を活発にすることが、認知症の予防になるんじゃないかと言われています。これについてはどう思われますか。

ただし、「本当に働く」使い方をしなければ意味がないかもしれません。大脳皮質は外から情報を受け、分析し、そして、自分のやるべきことを判断する機能を担っています。ただ、やるべきことというのは、なかなか決断がつかないこともある。それによって、いろいろ考えたり悩み苦しんだりする、それが脳を使うということなのです。つまり、大脳皮質、特に前頭野の辺りは「考える」ということによって働いているわけです。したがって、脳トレーニングのように誰かが決めて、そのとおり頭を使いなさいというのでは、本当の働きをしているとは言えないでしょう。自分の問題として考えることによって、初めて脳は活性化されるのです。だから、自分の頭で考え、行動することが一番大事なことではないかと思います。

脳の研究だけでは見えてこない

長谷川　一般に、脳の老化と精神の老化というのは必ずしも一致しません。そして、よい生活習慣や精神を活発に動かしていることが、脳の老化を遅らせる可能性はありますよね。

新福　そうです。実際、たとえばアルツハイマー病で脳の萎縮がひどくても、認知症の症状はほとんど見られなかったり、その反対に脳はそれほど萎縮していないのに、かなり認知症が進んでいる例もあります。要するに、単に脳に器質的変化があるからといって、精神にも必ず変化があるということは言えないのです。この関係はまだよくわかっていませんが、このことについてこれからの老年精神医学は本当に真剣に考えていかなければいけないことです。

長谷川　人類がどんどん長生きできるようになって、近いうちに平均年齢は一〇〇歳を超えるようになるかもしれないそうです。そうしたら、だいたいみんな認知症になりますでしょうか？

新福　脳の老化現象と、認知症を含めた病的な変化との関係ですね。私は、今のところ、これは何とも言えないと思います。

長谷川　そうですね。認知症は、やっぱり病的な変化だけというには無理がありますね。脳の老化現象と連続性がある。

新福　歳をとってからの精神症状は、多くの要因によるんですよ。それは、その人の生活習慣だとか過去の体験、性格、社会性、ある

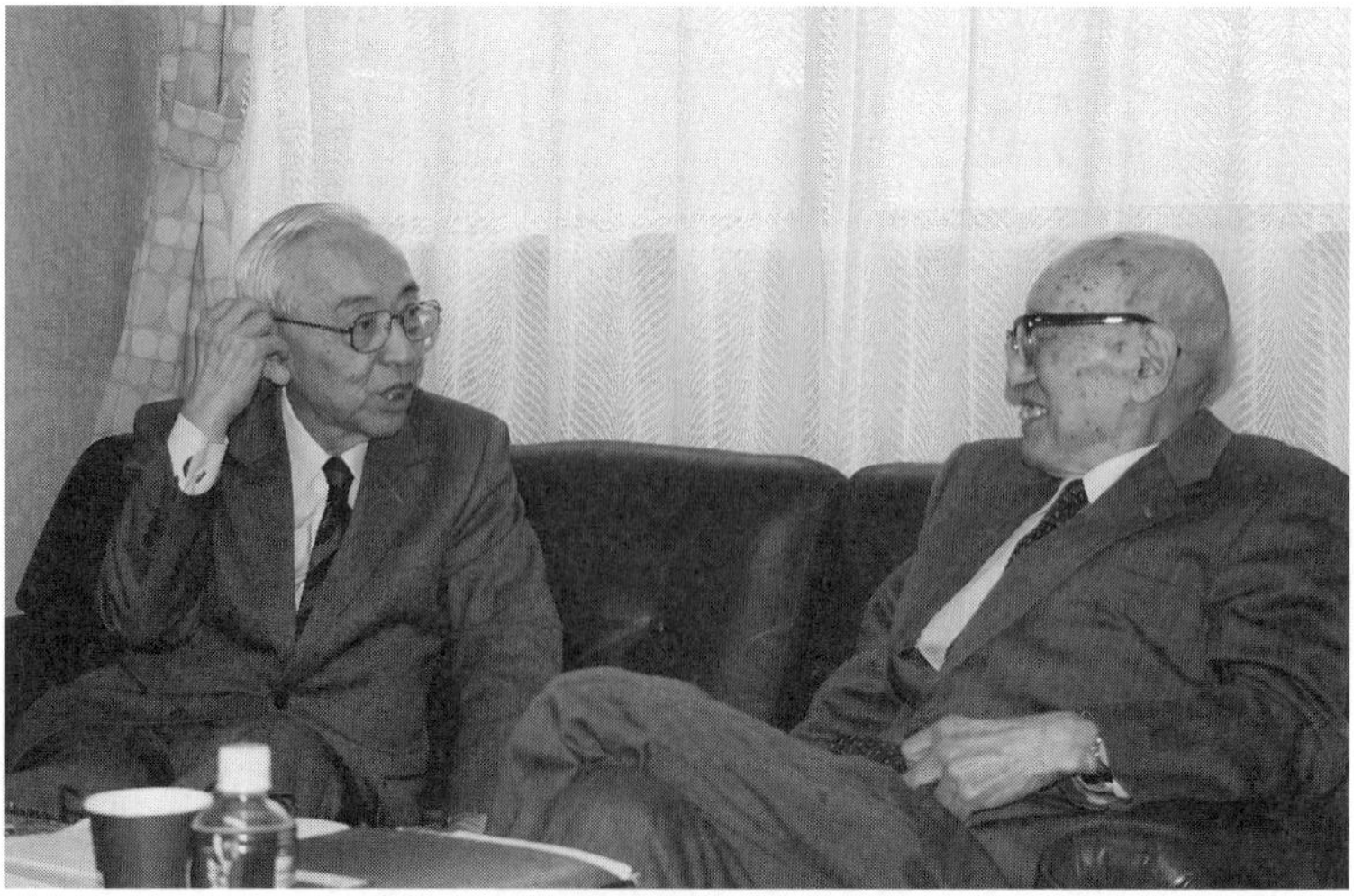

いは一緒に生活する家族や子どもなど、そういうたくさんのことが関わっている。その関わりの中で脳が構造化されています。今までの精神医学は、脳の研究だけをしてきましたが、これからは、そうしたその人の生き方や精神の働きを重視していってほしいですね。

長谷川 非常に重要なご発言ですね。

認知症の人を支えるには

長谷川 さて、ここからは認知症の人のケアについて考えていきたいと思います。

医師というのは、病気の診断を非常に熱心にやりますが、患者さんがどんな体験をしているかということには関心が薄いようです。認知症の人がどういう不安や不自由を抱えているかについても同じことが言えます。

たとえば、認知症の人は自分が話したこと、あるいはちょっと前にしたことを忘れてしまうわけです。そして、同じことを何度も言って、相手がけげんな顔をするなどといったことがあります。「何かおかしなことを言ってしまったのだろうか」「なんで相手は変な顔をしているのだろう」と不安になり、理由を尋ねたいのだけれど、恥ずかしくて聞くことができない。認知症になると、特に最初のうちはそういうことがしょっちゅう起こってくるのです。

したがってまずは、認知症の人がどんな体験をしているのかということに想像をめぐらせて、「大丈夫ですよ」とか「何度でも聞いてください」といった態度で接することです。

医学的な診断では、脳の萎縮とか血管障害などはとらえることができますが、その人の体験や世界は目に見えません。だからこそ、認知症の人のケアは難しいのかもしれません。

新福　認知症の初期は、特にそうしたケアは重要ですね。もし、ケアの仕方によって、進行にも影響するということになれば、ケアの力というのはたいへん大きいと言えます。

長谷川　昨今では、認知症のご本人が、公の場に出て、ご自分の思いや社会への要望などを訴えるようになったんですよ。

新福　それはすごい進歩ですね。

長谷川　大きなインパクトですよ。そういう時代になってきているんですね。それと、今や認知症の人の支援は、一握りの専門職や関係者だけではなく、地域全体で支えていくということが大切な時代になってきました。

私は中学時代、農村に疎開していたんですが、季節になると、村中の人全員が一軒一軒を順番にまわって、田植えとか稲刈りの手伝いをするのです。農作業をする人、ご飯を炊く人といった具合に手分けして。ああいう仕組みのあるかつての農村地帯では、おそらく認知症になっても周りに支えられながら暮らしていけるんでしょう。

ところが、今の東京だったら、マンションに一人暮らししているお年寄りが認知症になっても、誰も気がつかないですよね。個人主義が強くなり、みんな他者のことを気遣わない。そういうことを考えると、認知症の人を地域全体で支えていくための町づくりは、まずは人々の意識からということになるかもしれません。

新福　君がパイオニアとしてやってみなさい。

長谷川　はい。私が昨今、力を入れていることは、一般市民の方に対する認知症の啓発活動です。認知症とはどのような病気か、ご本人の気持ちやどういう援助が必要かなどを、なるべく専門用語を使わずにわかりやすくお話しています。この「専門用語を使わない」ということも、先生から教わったことの一つです。

新福　そうした活動が実証されるには何年か経たなければなりませんが、灯をともすということでは、非常に意味のあることですね。そして、やはり専門職は学問的にフォローアップしていき、検証することも大切です。

スピリチュアルケアとは

長谷川　この頃、スピリチュアルケアという言葉を耳にします。体のケア、心のケア、社会的ケアの他に、もう一つスピリチュアルなケアが重要だと言われます。

ある本に、このような記述がありました。アルツハイマー病になった妻を、ご主人が在宅で看取ろうとします。彼が言うには、「妻は何も話せなくなった。およそ人間じゃない。生きた屍だ」と。彼女の脳の神経細胞の働きはほとんど低下し、ただ呼吸をして、心臓が動いているだけ。でも、ご主人が関わると通じるというのです。何かの拍子にちょっとうれしそうな顔をしたり、満足そうな目つきにもなる。彼は、それをスピリチュアルケアだとは言っていませんが、そういうことじゃないかと思うんです。

新福　結局、自分というのは、実は自分が生きているんじゃなくて、自分でない超越した何かが生きていて、自分というのを生かしているものだと思います。それは、今のスピリチュアルの話に通じますね。特に自分が歳をとってきて、そういう思いが強くなってきました。

長谷川　結局、スピリチュアルケアというのは、何かをすることではないような気がします。

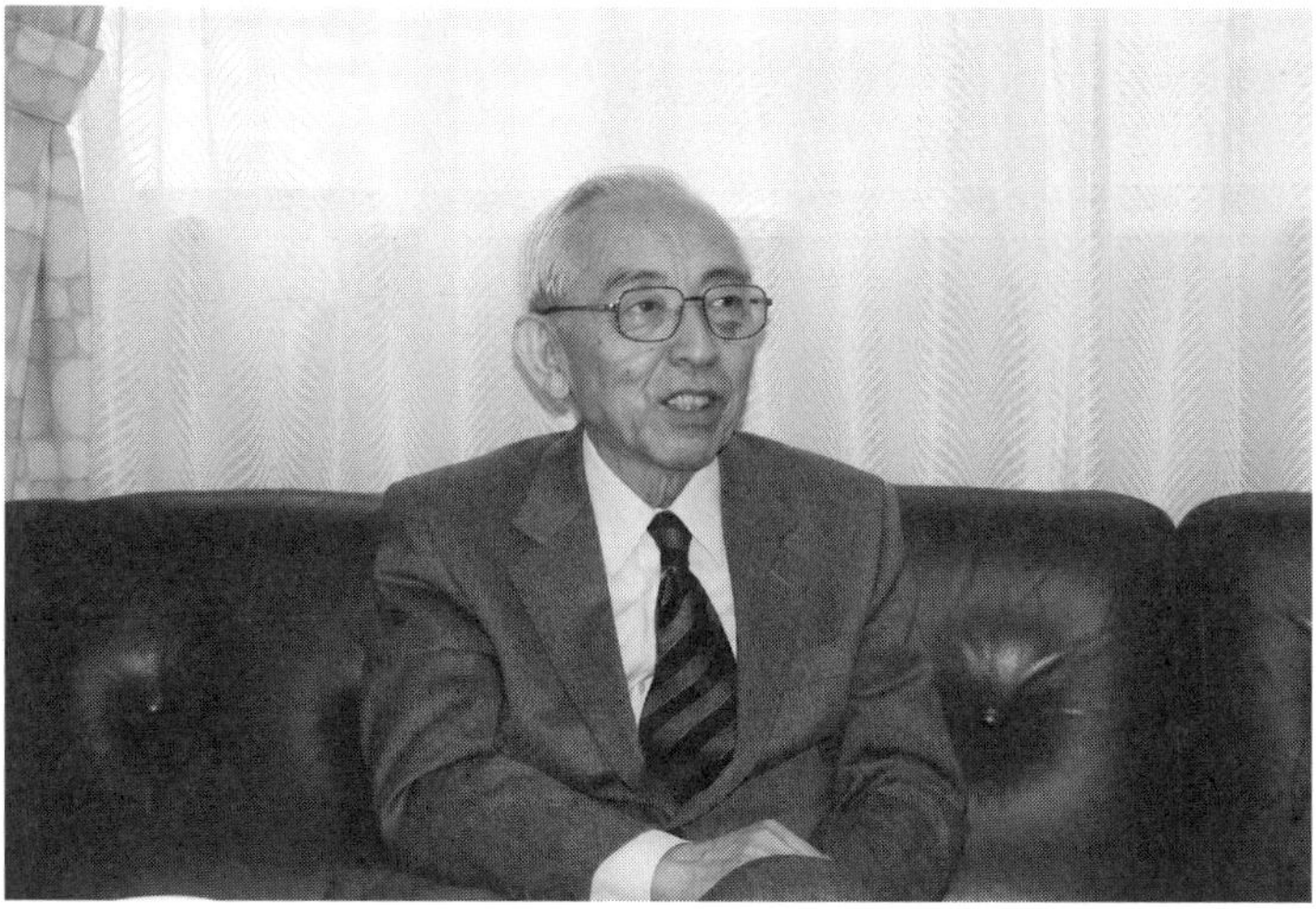

もっと目に見えない深いもので、人間として一番大切なものに気づくというところにそれはあるものだと思います。

新福先生はいつか、こういうことをおっしゃられましたよね。「もし私の右足が切断されても私は私だ。私の右足が失われたに過ぎず、私は在る。では、左足も右手も左手も切断されて、体の部分がどんどんなくなっていったら、私というものもなくなるんだろうか」と。それを聞いて私は考えこんでしまいました。

そして、アルツハイマー病という病は、手や足といった対象をなくすのではなく、自分が今まで蓄積した知識やスキル、経験といったものが失われていく病気と言えます。まるで自分が自分でなくなっていくような感覚に陥る病気です。どんなにつらい病気かと思います。

新福――スピリチュアルでも精神でも魂でも呼び方はなんでもいいのですが、脳がなくなれば、それは間違いなくなくなると思います。ところが、脳の中に人間の心があるという考え方はやはり間違いです。脳が大いに関係していることはあっても、脳の中にはないのです。じゃあ、どこにあるか。人間の体の中でしょう。体のどこにあるか。それは「至るところ」です。

長谷川　「至るところ」というのは、一番ぴったりきますね。たとえば脳は、心臓から血液を受けて働くわけですし、心臓は、心臓をコントロールしている脳の働きによって動いています。だから、どっちにあるかわからない。

新福　違う言葉で言うとしたら「無」です。「無」というのはないけれど、あるんですよね。これがなかったら人間はない。つまり、無はないのではなくて、至るところにある……。これは禅宗的な考え方なんです。

老いるということ

長谷川　続いて、老いについて先生のお考えをうかがいたいと存じます。

新福　歳をとってどう生きていくかは、各人各様が考えていくべきことです。しかし、やっぱり「自分を生かす」ということがなければいけないですね。ところが今は、自分を生かして生きていないのです。歳をとったら暇つぶしみたいになるのはいけません。

私は、歳をとって生きることが、一番意味のある生き方かもしれないと思うのです。それは、死が間近だからこそどうやって生きるかを追求するものだからです。いずれにしても、日本人はもっと本気になって老いの生き方を考えてもいいんじゃないかと思います。

長谷川 長生きできる時代だからこそ、高齢期が人生の主要な部分になっています。高齢期をどう生きるか、それを社会がどう支えていくのかということは、非常に大きいことだと思います。

人間は誰でも最後は死にます。多くの人は、死ぬ前に高齢期を通過するわけですから、老いとは生きることの延長線上にとらえて、尊重するという考え方をまずもたないといけません。

しかし、ことにケアをしている方に知っていただきたいのは、専門職というのは、たいてい虚弱で障害をもった高齢者を対象にしていますから、高齢者というのは総じて弱者だとか、世話をする相手だと思いがちです。しかし、それだけではありません。元気なお年寄りもたくさんいるわけです。だから、一律に弱い者や介護される存在として高齢者をとらえないでほしいのです。

生きるということは老いるということです。ですから、最終的には、老いを生きることを大切にできる社会が必要です。プロダクティブエイジングという言葉があるように、高齢者も若い時と同じように、役割をもって生産的に生きていくのが理想だと考える人もいます。そう努める人がいてもいいですが、存在していることそれ自体、生きていることそれ自体を尊重するという理念が、これからの高齢社会では一番大切だと思います。

歳をとってよかったと思うこと

新福　私が歳をとってよかったと思うことは、若い時にはわからなかったことが少しずつわかってきたことです。それはいろいろな情報や知識が蓄積されたからというのではなく、自覚する、心からわかってくるということです。

長谷川　私は、歳をとることをよかったとも悪かったとも思えます。やはり、体の自由がきかなくなったり、知人が徐々に亡くなっていき寂しいといった否定的な面はあります。でも、よかったと思えることは、若い時のような苦労や、遠い目標に向かっていくあてどなさというのがなくなった点ですね。失うものも少ないので、言いたいことをどんどん発言できるというのもあります。

それと、新福先生がおっしゃったように、自分の考えというのがしっかりもてるようになった。発言にしても、他の人の借り物でないものに。歳をとって、若い時には考えなかったようなことも考えるようになりましたね。歳をとると、古くさい考えばかりに固執するのではないか、そうなったら嫌だなと思っていましたが、毎日の新しい

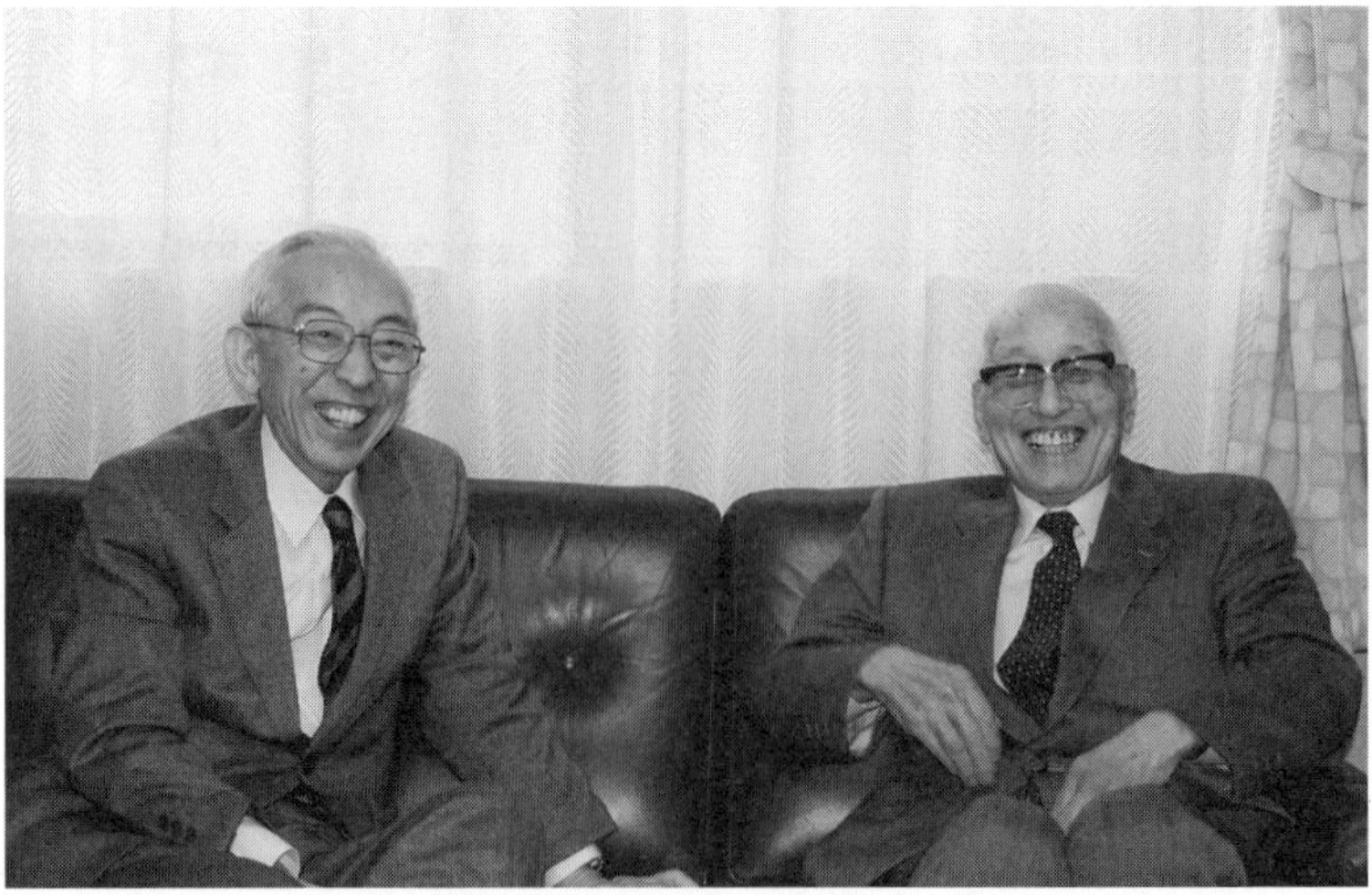

刺激というのは次から次へとやってきます。そして、過去の体験とそれとが火花を散らして、今までなかった新しいものを生みだしたい、今はそんな希望をもっています。

新福――それはありますね。歳をとることは、マイナス面だけではないですね。歳をとって初めてわかることがいっぱいある。今まで、ぼんやり聞き流したり、あるいは偉い人の言ったことをそのまま鵜呑みにしたりといったことがありましたが、年齢を重ねた頭で考えてみると、やはりそうでないところもあるというようなことがでてきた。

いずれにしても、私はこれまでの人生を考えた場合、精神医学に対して自分の使命は済んだとは思っていません。これからの時間を、精神医学の先の人間学についてさらに追求してみたいと考えています。やっぱり、人間について考えることに、最後までとらわれていたいですからね。

［二〇〇七年三月七日収録、於・東京都港区六本木］

80年のアルバム

節目、節目に意味があり、まるで神様に導かれているような人生。

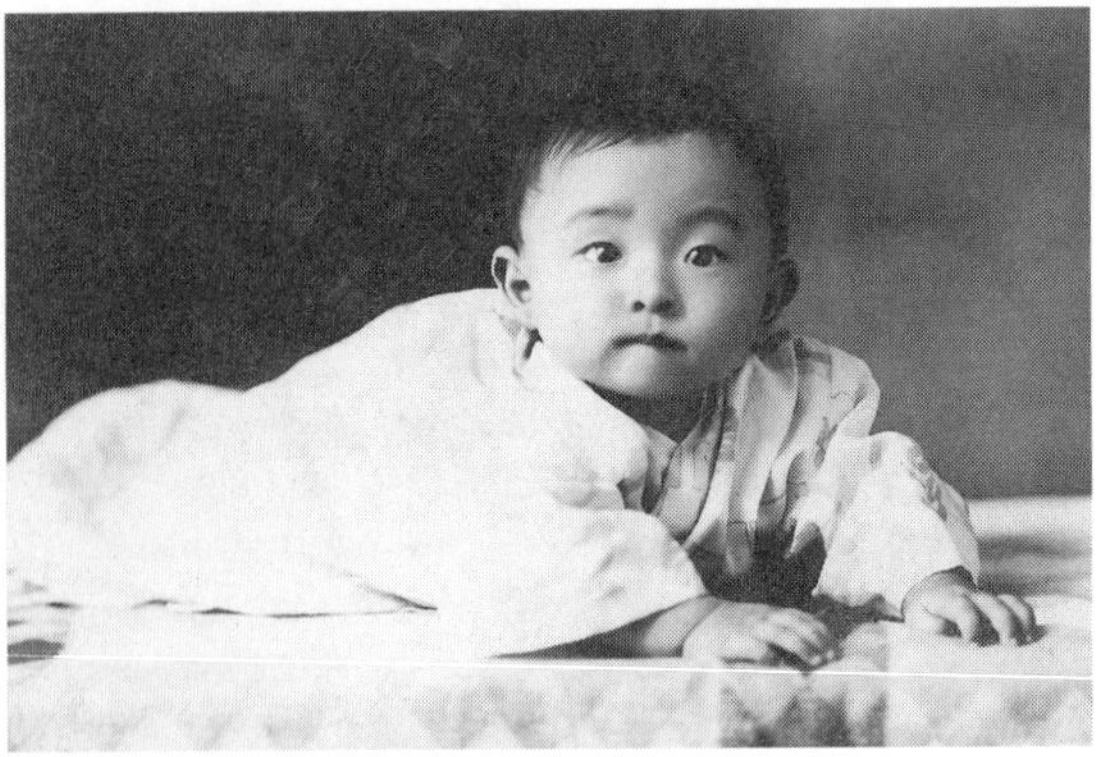

誕生

1929(昭和4)年2月5日、父・秀夫と母・鈴の長男として生まれた。父は厳格で無口、いわゆる明治の男。一方、母は温かくて優しく、大きな声で叱られたことは一度もないという。きょうだいは妹2人と弟1人。平凡なサラリーマン家庭だった。

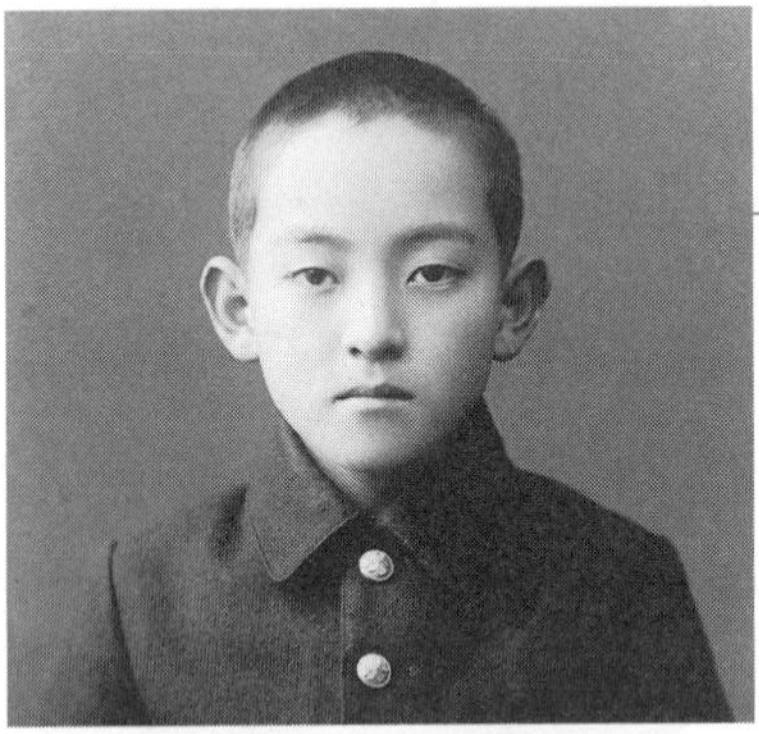

小学生時代

銀行員だった父の仕事の都合で転校が多く、小学校低学年の頃、転校生だということを理由にいじめられた。ある朝、母親に「いじめられて、学校に行きたくない……」とつぶやくと、その瞬間、母は目の色を変えて「どこの誰!　今から一緒に行って、その子に言ってやるから!」と激怒した。温厚な母の豹変ぶりに驚くとともに、守られているという母の愛を強く実感した。

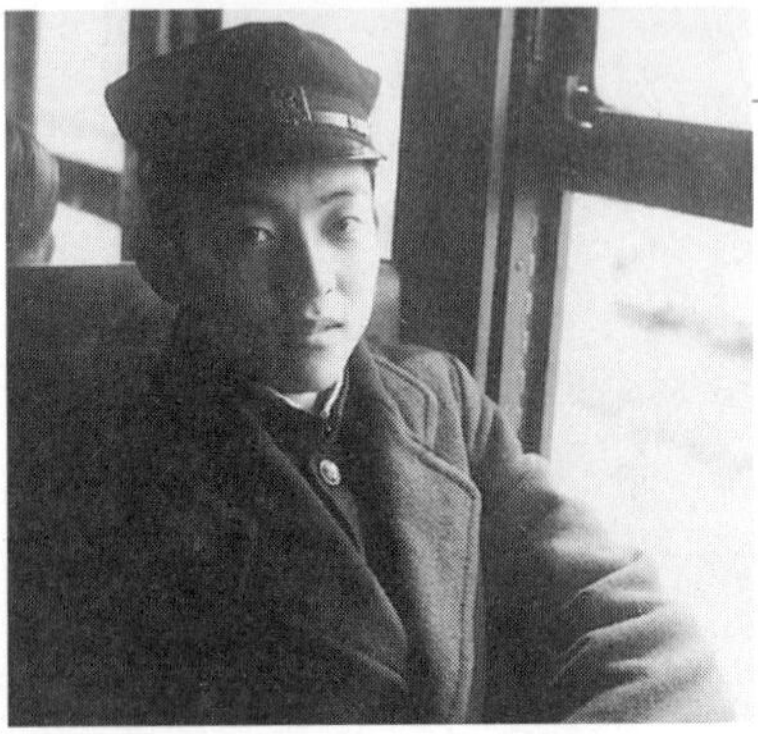

中学生時代

7歳から気管支ぜんそくを患い、季節の変わり目に発作を繰り返し、運動会には参加したことがなかった。戦争が始まると、東京から静岡を経て愛知に疎開。軍事教練を受けたり、ゲートルを巻いて伊吹山から吹き下ろす冷たい向かい風に逆らって登校するうちに、徐々に体がたくましくなっていった。

中学2年生のときに英語に興味をもち、夢中で勉強した。教科書を丸暗記し、教師を驚かせたことも。後の留学試験では、このとき身につけた基礎知識が役に立った。

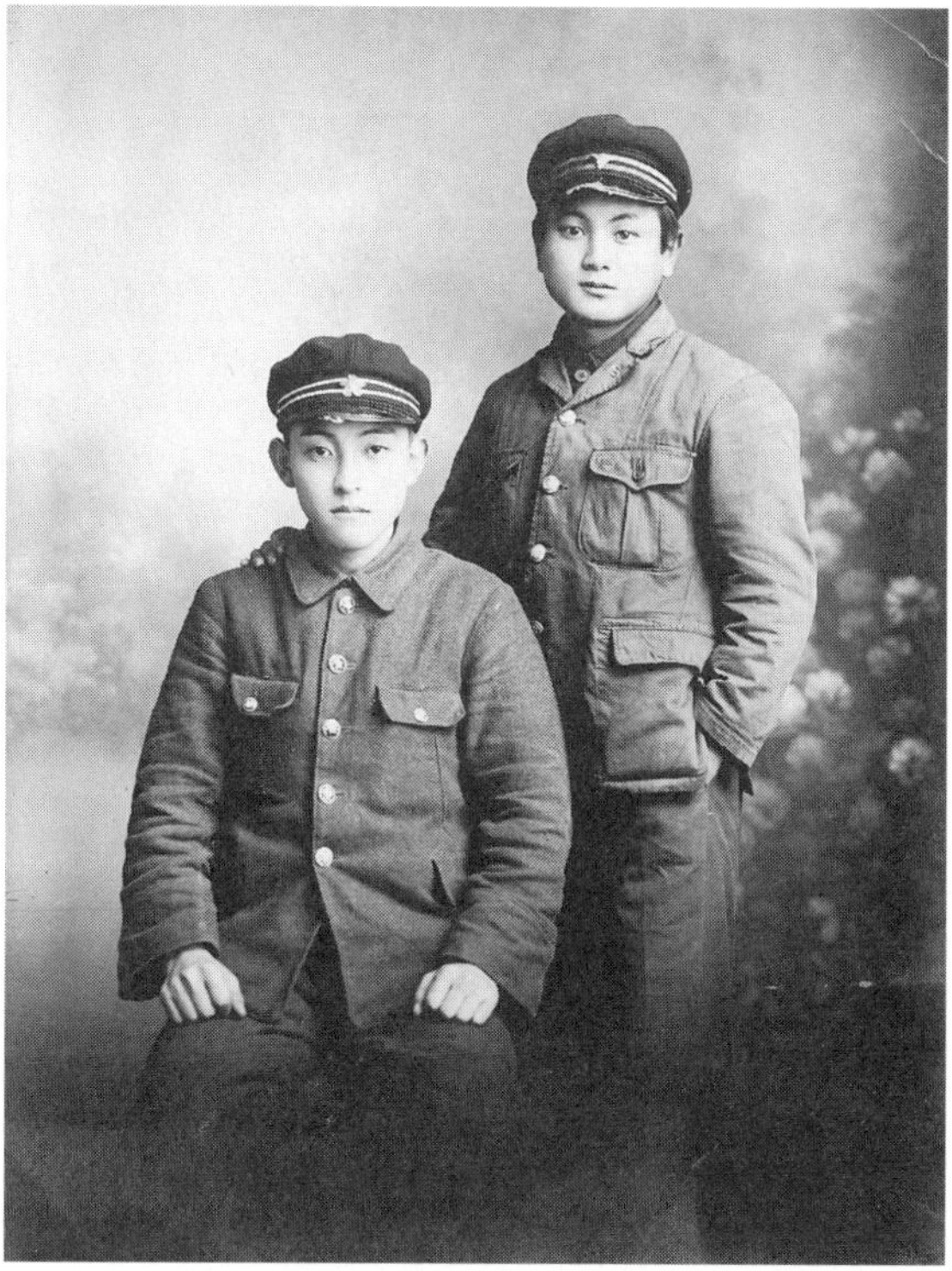

1947（昭和22）年1月。東京慈恵会医科大学予科の頃。
左側に座っているのが著者。

大学時代

1947（昭和22）年、東京慈恵会医科大学予科に入学。成績がよく記念の時計を受賞した。学部に進学してからは、自身の内向的な性格から心理学に興味をもつようになる。また、『脳と脊髄』という本を読み、これからは脳神経が注目されると確信し、精神科の道を志すことにした。

1949（昭和24）年4月17日。復活祭（イースター）の日に、日本キリスト教団東京池袋教会で洗礼をうける。キリスト教との出遭い、信仰体験をしたことは、自分なりの生き方にスピリットを与えられたという。

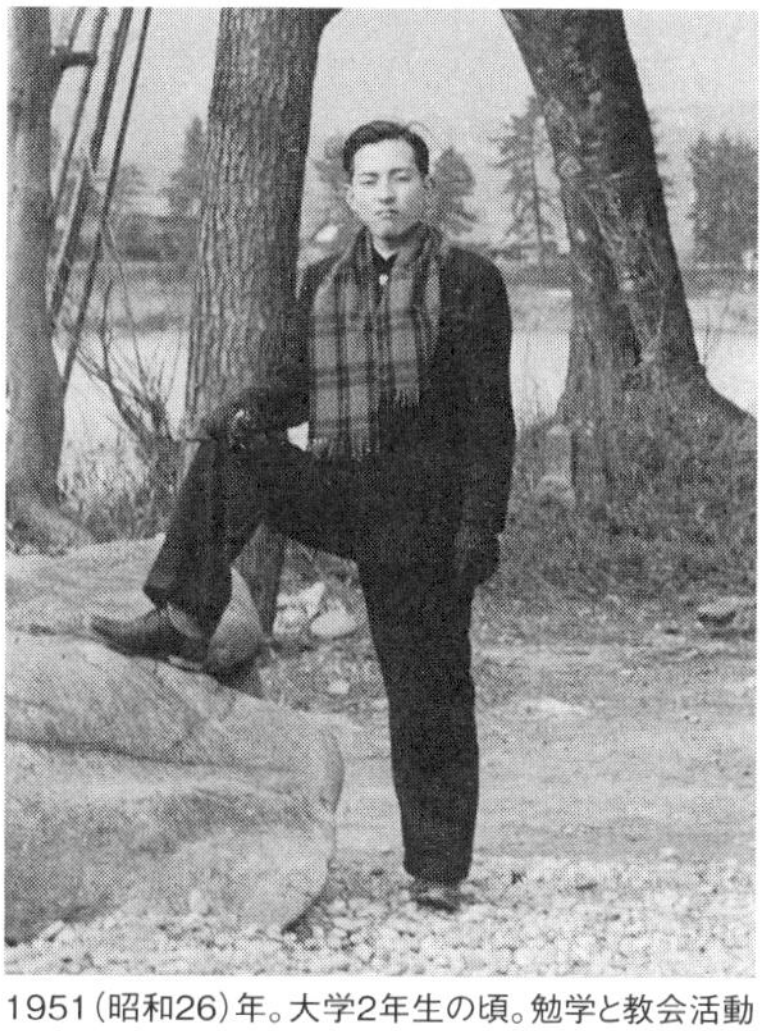

1951（昭和26）年。大学2年生の頃。勉学と教会活動に勤しむ青春時代を過ごす。

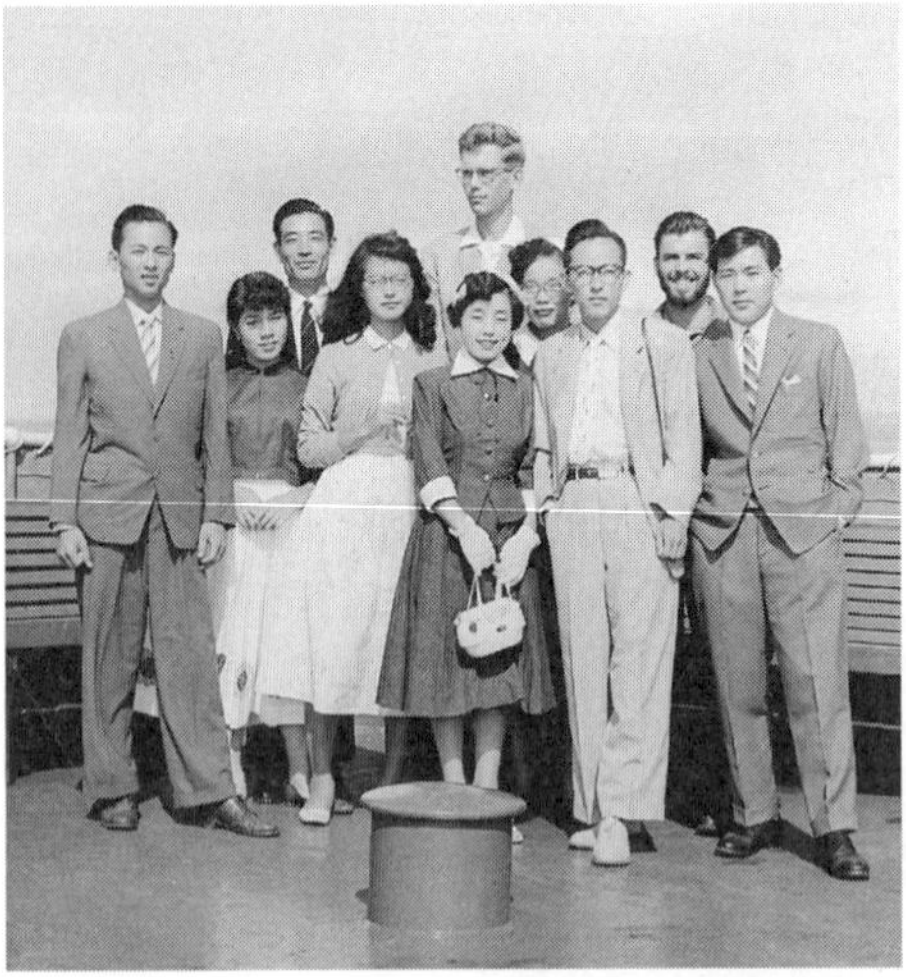

キリスト教団体（IBC）の支援による留学生としてアメリカへ留学。船で2週間かけてワシントンDCへ。右から3人目が著者。

アメリカに留学

1956（昭和31）年9月から1年半、ワシントンDCの聖エリザベス病院精神科にてレジデント（研修医）として勤務した。毎日500床を2人で回診、給料は月に200ドルという、アメリカの精神科医の下積み生活を体験。言葉の壁も高く、あまりのつらさに3か月で根をあげ、指導医に辞めたいと相談に行ったが「なぜ？　誰からもクレームはきてないよ」と励まされ、やり遂げた。この経験により、その後の国際的な舞台では、まったくものおじしなくなった。

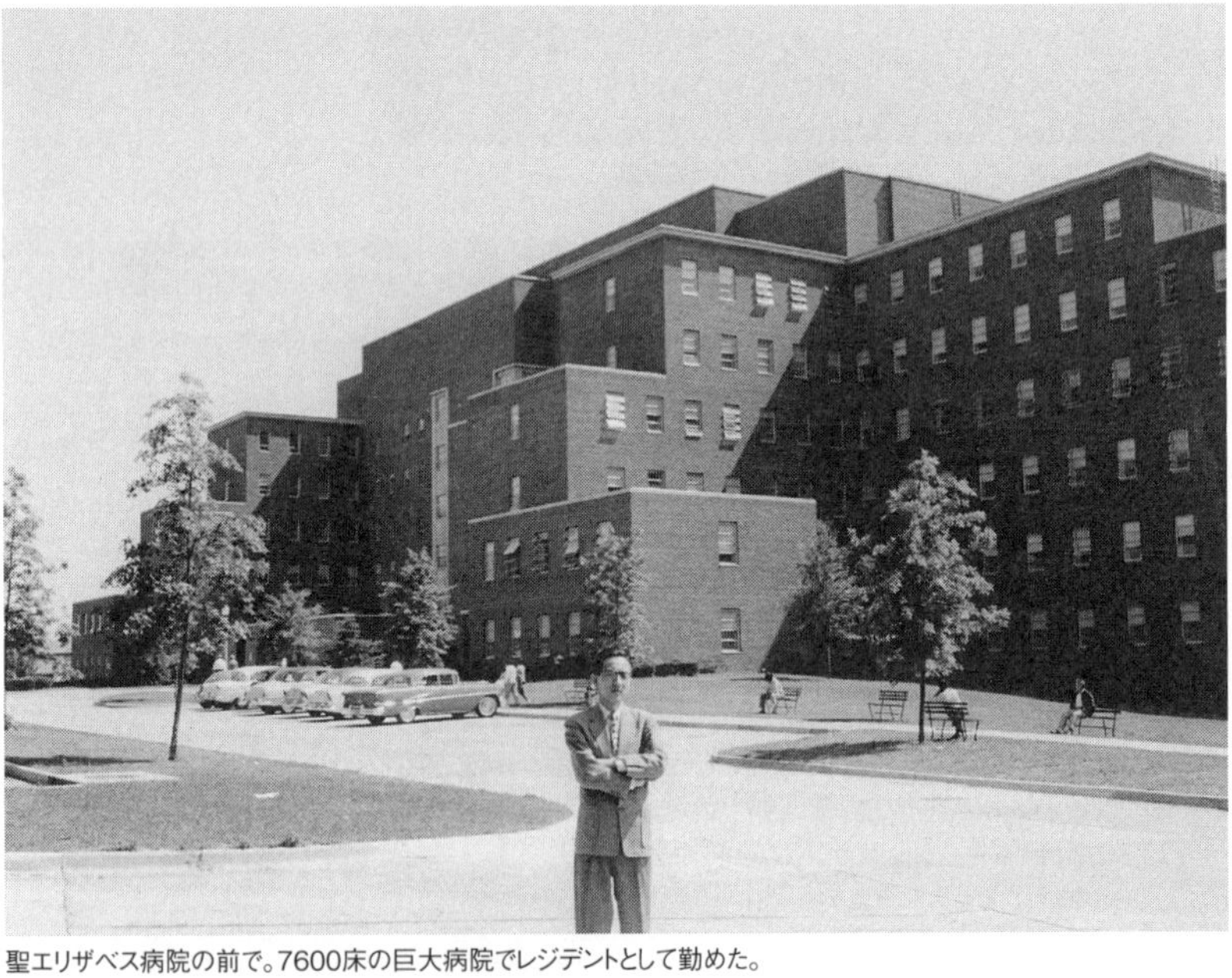

聖エリザベス病院の前で。7600床の巨大病院でレジデントとして勤めた。

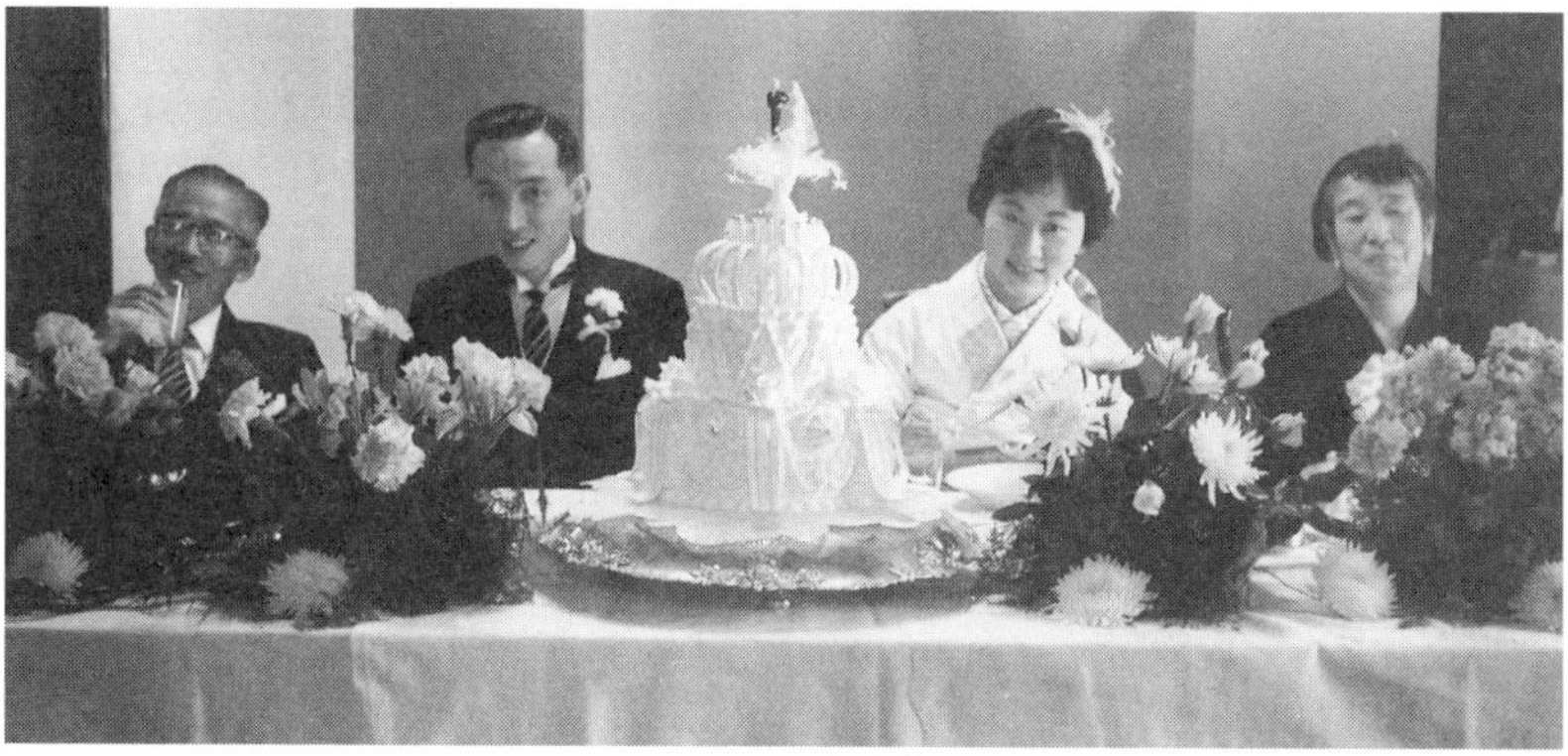

赤坂プリンスホテルで結婚式。恩師・高良武久（東京慈恵会医科大学教授）・とみご夫妻にご媒酌をいただく。

結婚

1960（昭和35）年3月1日。同じ教会の会員であった伊阿彌瑞子さんと結婚。当時、瑞子さんは武蔵野音楽大学ピアノ科に在籍しており、学生結婚であった。経済的には大変苦しかったが、親に負担はかけられないと2人で支えあった。月末になると、お互い「いくらもってる?」と聞きあい一緒に蕎麦をすする、貧しいながらも温かい家庭をスタートさせた。

二度目のアメリカ留学

1960（昭和35）年9月から1962（昭和37）年8月。サンフランシスコ州カリフォルニア大学医学部付属モフイット病院精神内科に客員講師として招かれ、研究生活を送る。主に脳波診断について研究した。半年後に、卒業試験を終えた瑞子さんを呼び寄せた。

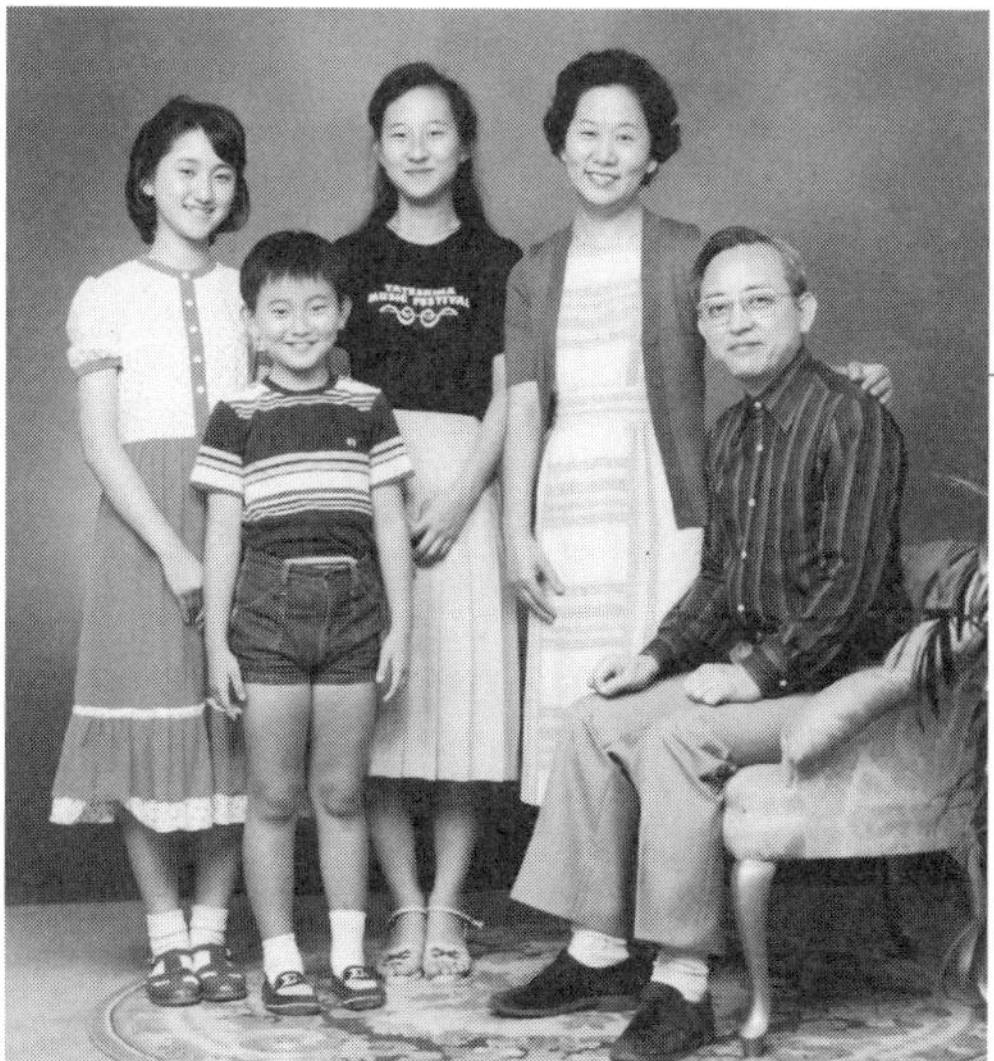

1978（昭和53）年の家族写真。この頃は診療と研究で忙しく、家族と過ごす時間はほとんどもてなかった。

二女、一男の父親に

1962（昭和37）年9月。留学から帰国し、東京慈恵会医科大学精神神経科教室に助手として赴任。そしてこの月、長女が誕生し、公私ともに新たな一歩を踏み出す年となった。1965（昭和40）年には二女、1970（昭和45）年に長男が誕生するが、診療と研究に没頭し家族を省みない生活が続く。成人した長女から「パパは一度も私の学校に来てくれたことがなかったわね」と言われたことも。

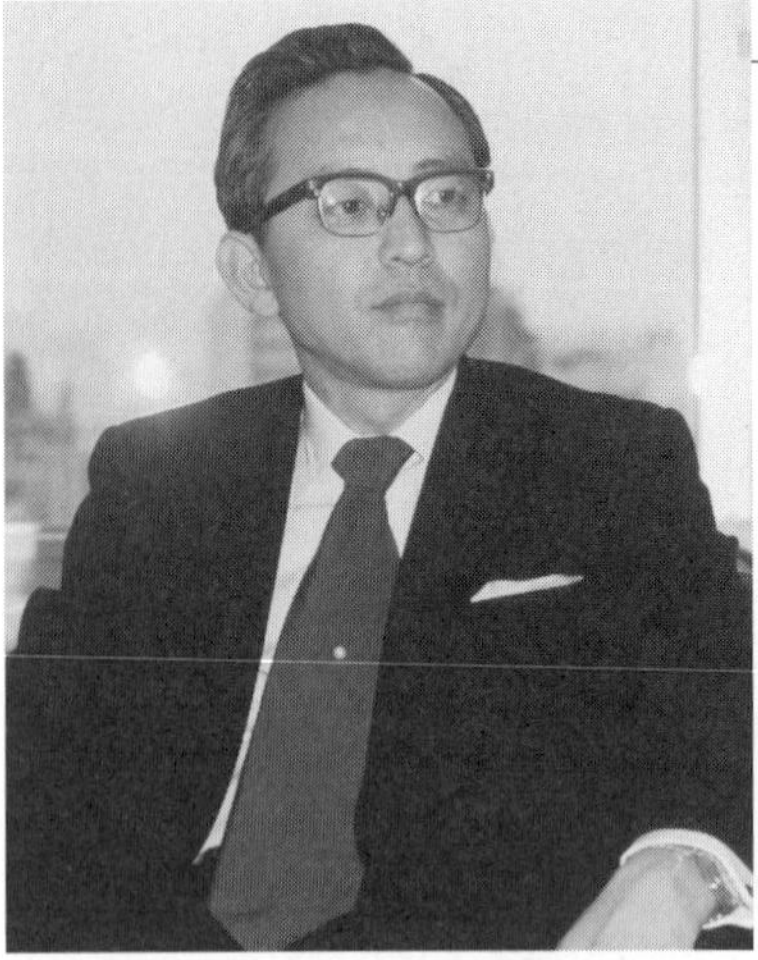

老年精神医学の道へ

1966（昭和41）年。新福尚武教授を教室に迎え、老年精神医学の道を歩み始める。1972（昭和47）年9月から翌年の3月まで、開設したばかりの東京都老人総合研究所心理精神医学部長を務め、他領域の専門職との交流が得られた。

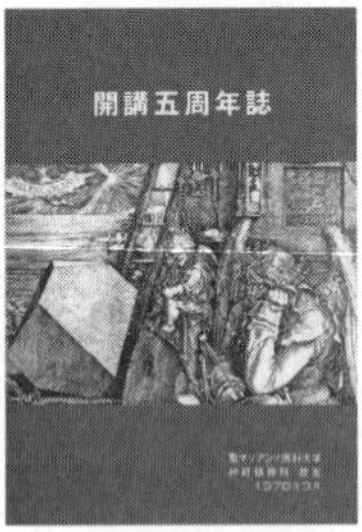

聖マリアンナ医科大学教授就任の記念として、恩師・新福尚武教授より、デューラーの版画「メランコリア（melancholia）」を贈られる。これを教室年報の表紙として使用することにした。

長谷川式認知症スケールの開発

1973（昭和48）年4月、聖マリアンナ医科大学神経精神科教授に就任し、講座を新設した。新設医大だったこともあり、他の大学と肩を並べるためにますます診療と研究に没頭する。1974（昭和49）年に長谷川式簡易知能評価スケールを開発。1978（昭和53）年第74回日本精神神経学会総会主催。1983（昭和58）年、聖マリアンナ医科大学病院にて認知症デイケア「水曜会」を開始。1986（昭和61）年第1回日本老年精神医学研究会を開催。1989（平成元）年第4回国際老年精神医学会主催。

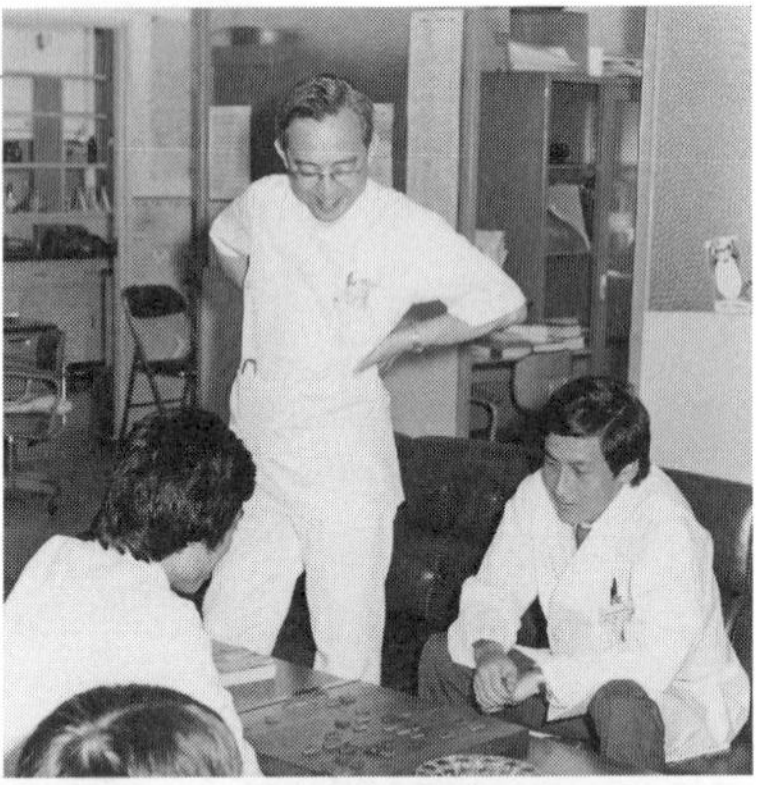

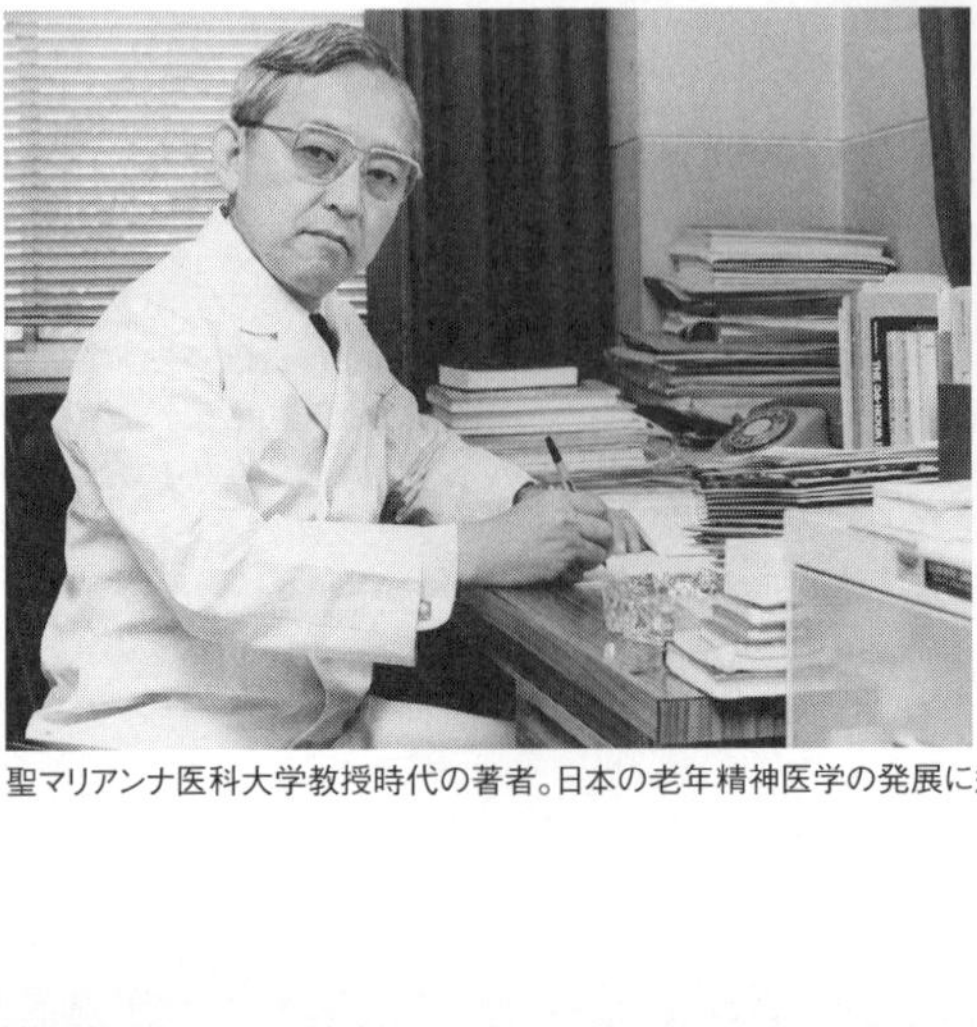

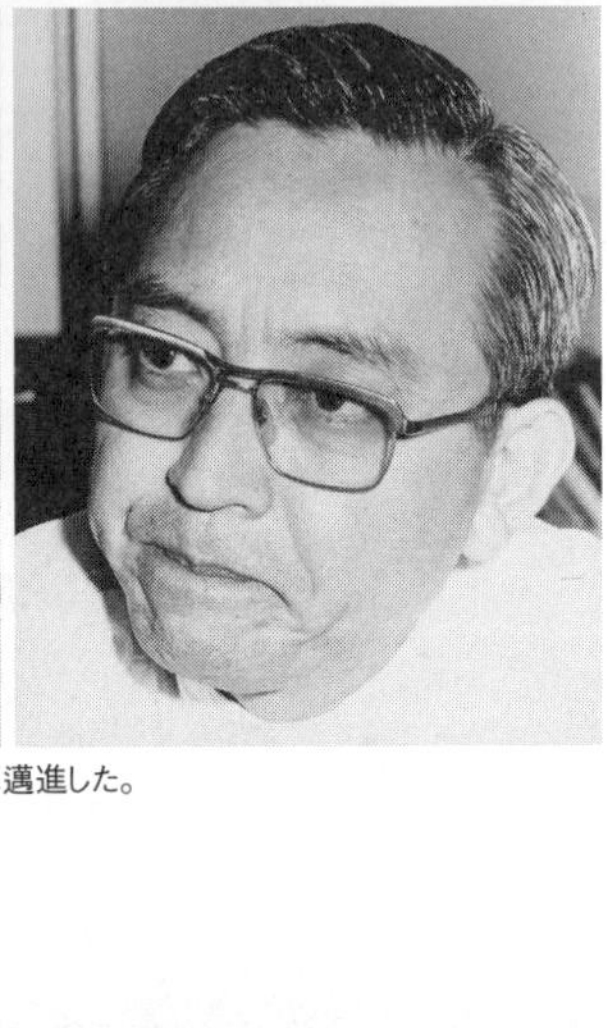

聖マリアンナ医科大学教授時代の著者。日本の老年精神医学の発展に邁進した。

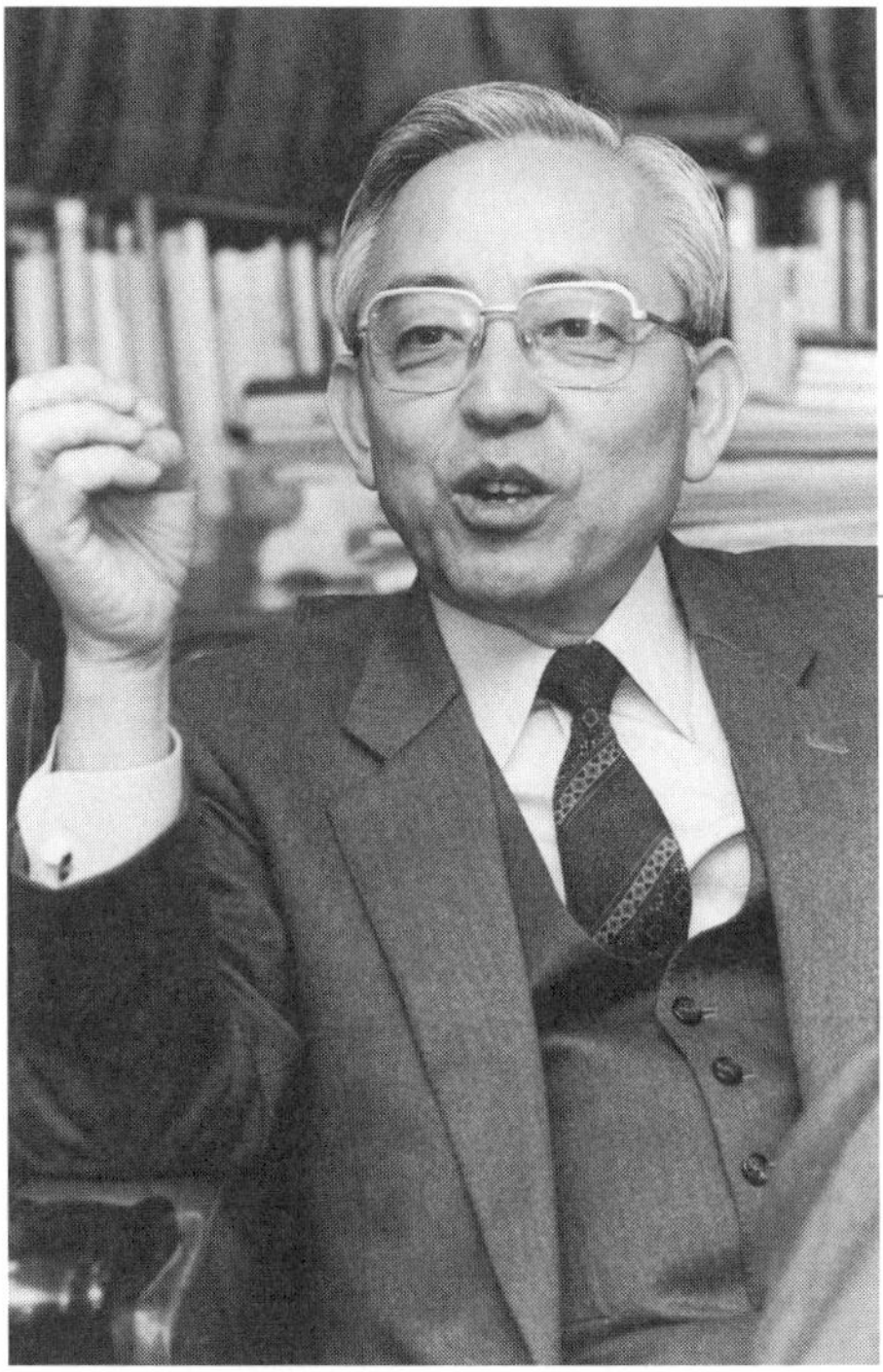

聖マリアンナ医科大学学長に就任した頃の著者。

治療薬開発に携わる

1989（平成元）年からドネペジル塩酸塩（一般名・アリセプト）の治験統括医に任ぜられ、治験を進める。治験は困難を極め、成功、認可に10年の歳月を要した。

1993（平成5）年聖マリアンナ医科大学学長、2002（平成14）年同大学理事長に就任。「聖マリアンナ医科大学は、最も多くのものを与えられた職場であった。ことに1990年から2000年にかけて貴重な絆をいただいた。私の生涯の宝物と考えている。心から感謝を捧げたい」と振り返る。

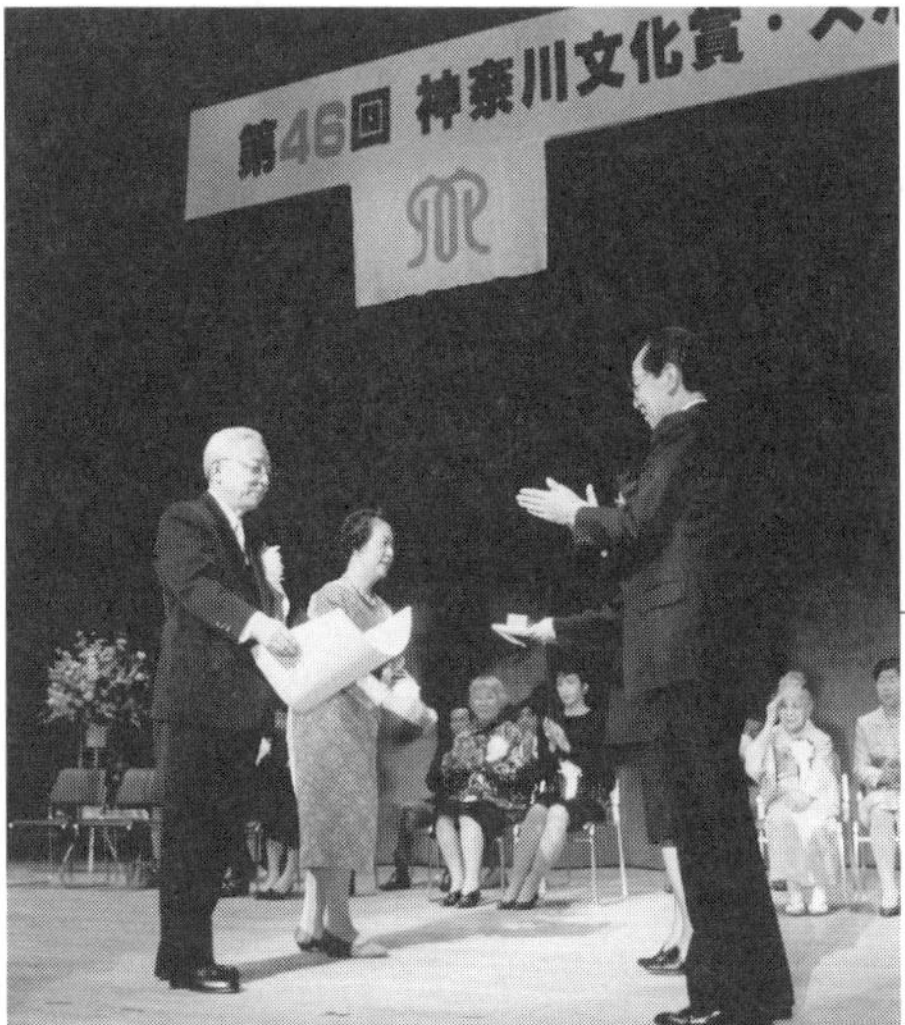

功績を称えられ

認知症の研究および医療等の向上発展に尽力し、その功績顕著な個人として、1997（平成9）年に神奈川文化賞を贈呈された。また、2004（平成16）年には文部科学省平成16年度地方教育行政功労者表彰、2005（平成17）年には、瑞宝中綬章受章の栄誉を賜った。

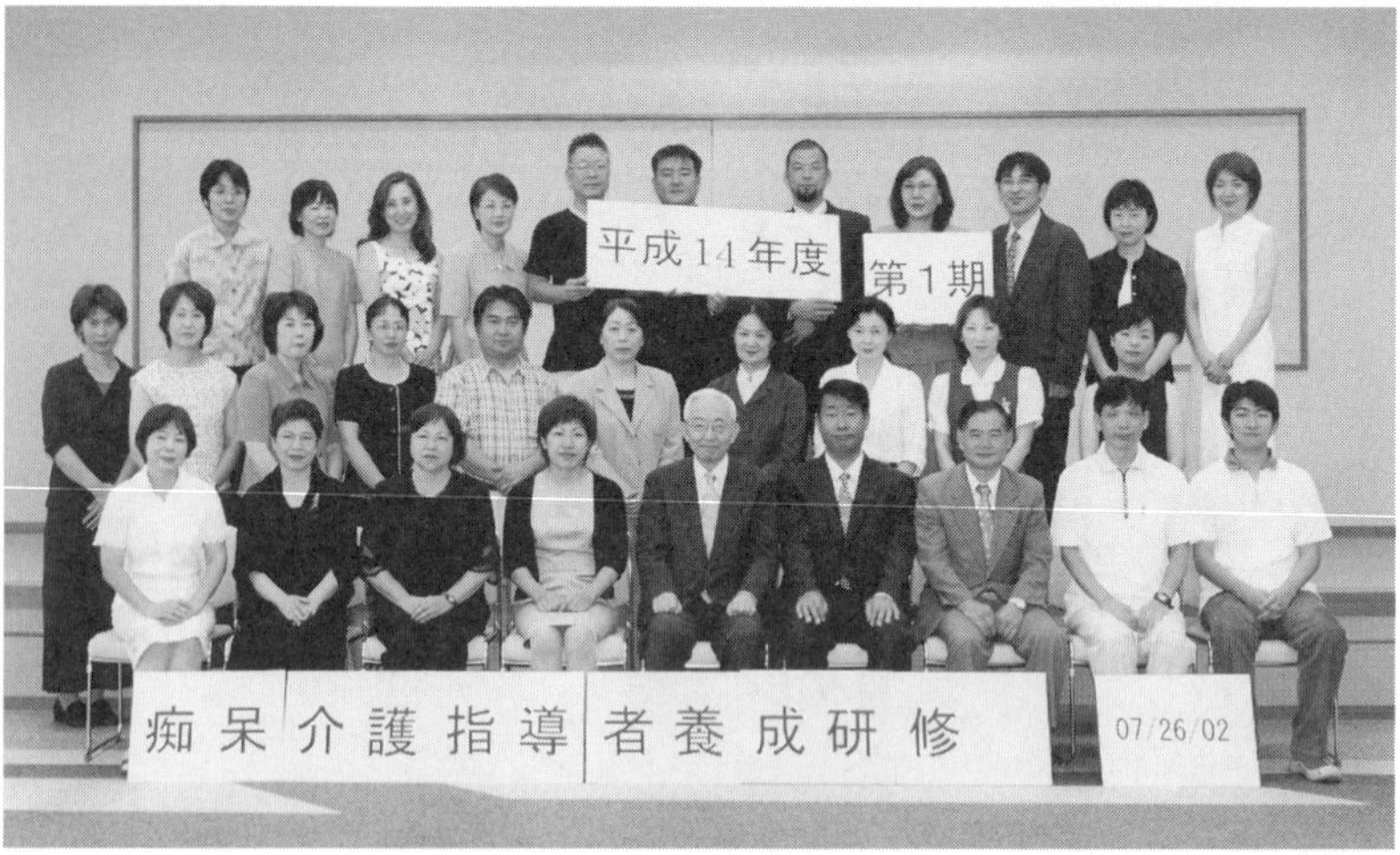

認知症介護指導者養成研修の修了式に第1期生と。前列中央が著者。

ケアの視点との出遭い

2000（平成12）年、聖マリアンナ医科大学副理事長のときに、高齢者痴呆介護研究・研修センターの準備にとりかかり、翌年、東京センター長に就任。トム・キッドウッドの「パーソンセンタード ケア」に出遭い、医療から介護の視点へドラスティックな変化を経験。認知症介護の研究、指導者の育成、ユニットケア関連研修等、情報収集と啓発活動に努める。

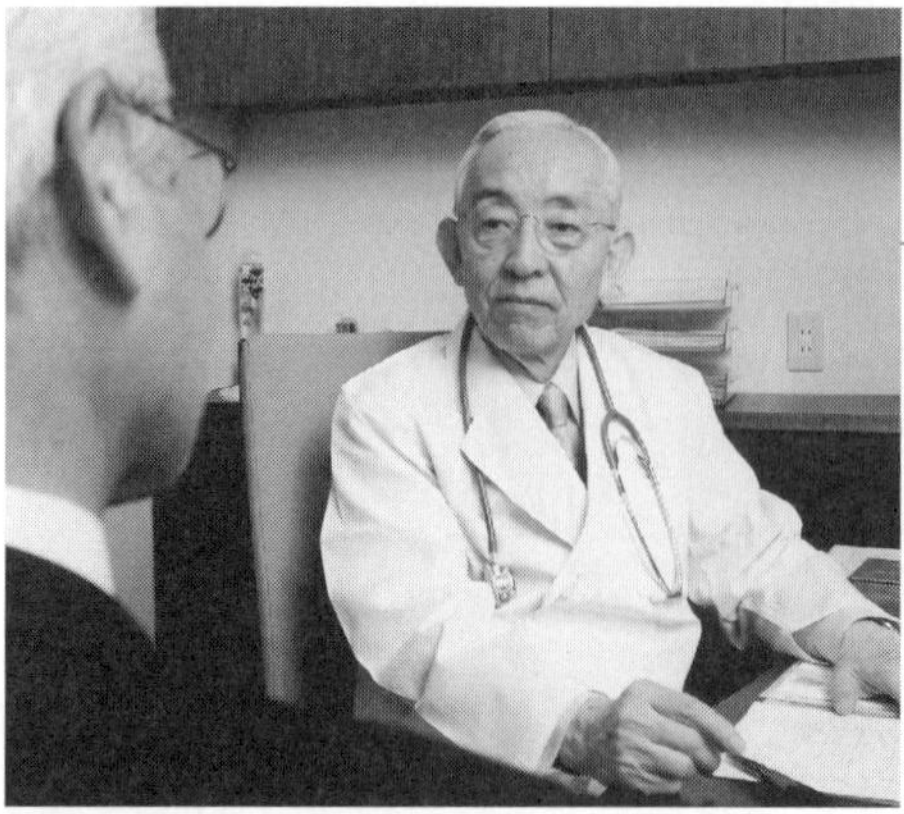

最近の診療では、ご本人の視点を大切にすることを心がけている。

「痴呆」から「認知症」へ

2004（平成16）年、「痴呆」に替わる用語に関する検討会委員として、「認知症」を提案。名称変更の立役者となる。これに伴いセンターの名称も「認知症介護研究・研修センター」に改まる。

同年10月に開催された国際アルツハイマー病協会第20回国際会議には組織委員長として関わり、認知症のご本人たちの発言に深く感動した。

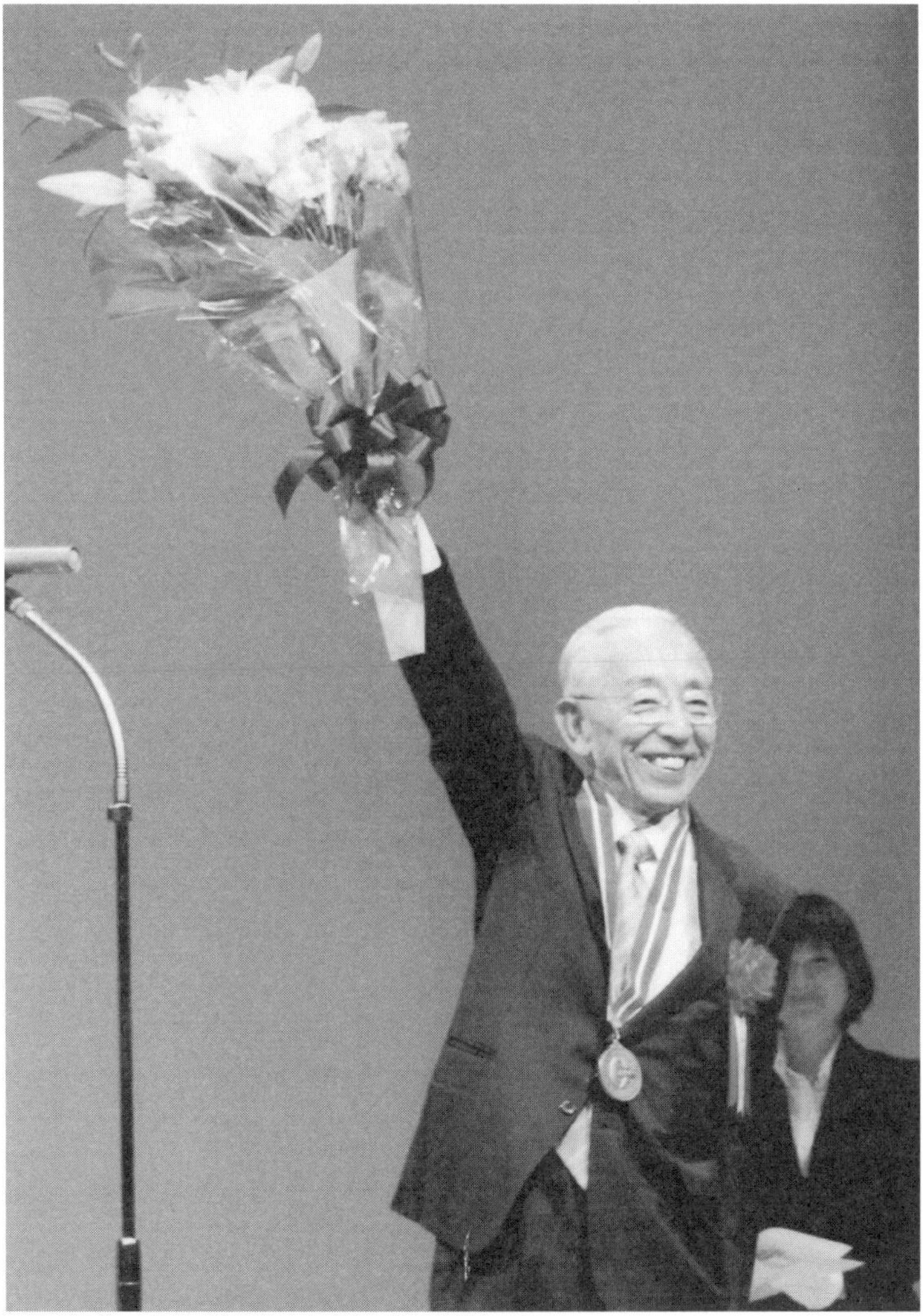

2009（平成21）年。日本認知症ケア学会で読売新聞賞を受賞。
著者の力強い姿に、会場から割れんばかりの拍手が巻き起こった。

山の麓に立つ

現在、認知症介護研究・研修東京センター名誉センター長、聖マリアンナ医科大学名誉教授として、日々、認知症ケアの啓発のため講演会や会議等に奔走する。加えて、月に2回、長男のクリニックにて認知症の診察も続けている。本人曰く「40年かかって、やっと認知症ケアの麓まで辿り着いた。遠くにあった山の麓に立ち、景色が大きく変わったことに感激している。これからもご本人に教えてもらいながら、ともにこの山に登っていきたい」と、生涯、認知症と向き合うことを心に誓う。

おわりに

生きていくことは、よく旅にたとえられます。場所から場所へと空間を旅するのとは異なり、過去から今、そして未来へと時の流れを旅するのが人生です。そのなかで私たちは運命的ともいえる出来事や人、そして自然等にめぐり合います。出遭いです。認知症ケアに関わる私が体験した出遭いについて考えてみました。

第一の出遭いは、その人らしさを大切にするケア、パーソンセンタード ケア（トム・キットウッド）です。本人を中心にしたケア。その人の内的体験を理解するケアです。私は二〇〇〇年四月から、浴風会 認知症介護研究・研修東京センター（以下、東京センター）に関わることになりました。多様な専門職種の人たちが共有する認知症ケアの考え方、理念を模索していました。ある日、書店でキットウッドの著書、『Dementia Reconsidered』（邦訳は『認知症のパーソンセンタードケア』）をみつけました。むしろその本が私のところに飛び込んできたと思いました。これが理念との出遭いでした。しかし、ケアの現場でパーソンセンタード ケアを実践するためには条件があります。ゆっくりした時間の流れ、なじみの居場所、そして安心できる絆があることです。コミュニケーションにも工夫が必要です。その人のペースに合わせること、目を見て話すこと、そして非言語的な対応、ことに和やかな優しさをこめたフィーリング等です。

第二の出遭いは、認知症のご本人との出遭いです。若年性認知症のクリスティーン・ブライデンさんをはじめ、多くのご本人と出遭いました。クリスティーンさんには、直接お目にかかったり、講演や著作物を拝読しました。〝滑り易い危険な斜面を転げ落ちてゆくのがわかる〟等の言葉に強いインパクトを受けました。また、認知症になると、自分の考えや意思を伝えることが不自由になるために、激しいＢＰＳＤ（認知症の行動・心理症状）を起こしてしまうこともあり、対応する家族は絶望します。ケアはきれいごとでは済まされない修羅場になります。その反面、苦難を乗り越えた認知症の方とご家族の前向きで明るい姿にも出遭いました。さらに、過去のしがらみから脱却し、未来への不安から解放されて「今、ここ」という存在だけを生きておられる認知症の方に出遭いました。個人という貴重な尊厳性に気づかされる体験は、私たちに勇気と励ましを与えてくれます。

第三の出遭いは、専門職との出遭いです。東京センターは、仙台市および大府市にある姉妹センターと共に認知症ケアの人材育成に関わっています。特に認知症介護指導者養成研修は約一〇年間にわたるオフジョブトレーニング（職場外での研修）で、各地方自治体から推薦された経験豊富なケア職が集まります。修了して指導者になると、地域の認知症介護実践者やリーダーの養成にあたります。東京センターの指導者たちは認知症の人が尊厳性をもつ存在という意味で“Being”という呼称をつけたネットワークをつくり、他の二センターの指導者と全国的な絆をつくりました。ここから生まれてくる出遭いと絆から、さらに新しい認知症ケアの風が起こってくることを確信しています。

第四の出遭いは自分自身との出遭いです。生きていく、そして老いることの出遭いと言ってもよいでしょう。私は何のために生きているのだろうか。死と隣り合わせで終末まで生きていく私。これはスピリチュアルの領域でしょう。自分の長い旅から時にはするりと抜けて、もう一つの高い丘の視点から生きていることの意味、出遭いを求めること、超越性があります。こうした旅の中で愛することの出遭いを体験することは生きていくうえでの華であり、神様からの祝福を与えられることを念願しています。

そして最後に、本書の上梓にあたり、中央法規出版企画部の寺田真理子氏に心より深謝申し上げます。

【引用・参考文献】

・「新約聖書 ルカによる福音書 一〇章二五－三七」『聖書 新共同訳』日本聖書協会、一九八七年
・C・ブライデン、馬籠久美子・桧垣陽子訳『私は私になっていく――痴呆とダンスを』クリエイツかもがわ、二〇〇四年
・M・アルボム、別宮貞徳訳『モリー先生との火曜日 普及版』NHK出版、二〇〇四年
・天野文子編『祈りとともに』天野文子・岩切裕子発行、一九八八年
・越智須美子・越智俊二『あなたが認知症になったから。あなたが認知症にならなかったら。』中央法規出版、二〇〇九年
・Kitwood, T., *Dementia Reconsidered: the Person Comes First*, Open University Press, 1997
・トム・キッドウッド、高橋誠一訳『認知症のパーソンセンタードケア――新しいケアの文化へ』筒井書房、二〇〇五年
・長谷川和夫『認知症の知りたいことガイドブック――最新医療＆やさしい介護のコツ』中央法規出版、二〇〇六年
・佐藤早苗『アルツハイマーを知るために』新潮社、二〇〇三年
・室伏君士編『痴呆老人の理解とケア』金剛出版、一九八五年
・小宮英美『痴呆性高齢者ケア――グループホームで立ち直る人々』中公新書、一九九九年
・長谷川和夫『認知症診療のこれまでとこれから』永井書店、二〇〇六年
・須貝佑一『ぼけの予防』岩波新書、二〇〇五年
・Peterson, R. C., Smith, G. E., Waring, S. C., et al., 'Mild cognitive impairment', *Arch Neurol*, vol. 56, pp. 303-308, 1999
・長谷川和夫『森田療法入門――心の重荷を取り除き、ほんとうの自分を取り戻す法』ごま書房、一九九三年
・新福尚武『新精神医学』医学出版社、一九五九年

・長谷川和夫・井上勝也・守屋國光「老人の痴呆診査スケールの一検討」『精神医学』第一六巻、一九七四年
・加藤伸司・下垣光・小野寺敦志・長谷川和夫ほか「改訂長谷川式簡易知能評価スケール（ＨＤＳ－Ｒ）の作成」『老年精神医学誌』第二巻、一九九一年
・Reisberg, B., Ferris, S. H., Anand, R., et al., 'Functional Staging of Dementia of the Alzheimer Type', *Ann NY sci.*, pp. 481-483, 1984
・長谷川和夫「長谷川式スケールの使い方と注意点」長谷川和夫編著『認知症診療の進め方――その基本と実践』永井書店、二〇一〇年
・長谷川和夫編『痴呆性老人の看護とデイケア』医学書院、一九八六年
・長谷川和夫・今井幸充・下垣光編『痴呆性老人のデイケア』医学書院、一九九五年
・杉本八郎・山西嘉晴・小倉博雄ほか「アルツハイマー病治療薬塩酸ドネペジルの研究開発」『藥學雜誌』第一一九巻二号、一九九九年
・秋元波留夫「老年精神医学の発展のために⑴これからの老年精神医学に期待するもの」『老年精神医学雑誌』第一五巻一号、二〇〇四年
・長谷川和夫「痴呆の名称変更をめぐって」『クリニシアン』第五二巻五三七号、二〇〇五年
・長谷川和夫「認知症の臨床から学んでいること」『日本医事新報』第四四〇三号、二〇〇八年
・呆け老人をかかえる家族の会「国際アルツハイマー病協会　第二〇回国際会議・京都・二〇〇四抄録集」二〇〇四年
・ＩＬＣ日本、編集部「第一回高齢化とアルツハイマー病に関する賢人会議に出席」『長寿社会グローバル・インフォメーションジャーナル』第一三号、国際長寿センター、二〇〇九年
・認知症でもだいじょうぶ町づくりキャンペーン二〇〇九事務局ホームページ「認知症でもだいじょうぶ町づくりキャンペーン　これまでの応募の活動紹介」社会福祉法人浴風会　認知症介護研究・研修東京センター

長谷川和夫（はせがわ・かずお）

認知症介護研究・研修東京センター名誉センター長、聖マリアンナ医科大学名誉教授
医学博士、精神保健指定医　専門は老年精神医学・認知症
日本老年社会科学会理事、日本老年精神医学会名誉会員

一九五三年、東京慈恵会医科大学卒業
一九六〇年、米国カリフォルニア大学サンフランシスコ校医学部神経科客員講師
一九六四年、東京慈恵会医科大学精神神経科講師
一九六九年、同大学助教授
一九七三年、聖マリアンナ医科大学神経精神科学教授
一九九三年、同大学学長
一九九四年、同大学名誉教授
二〇〇二年、同大学理事長
二〇〇五年、認知症介護研究・研修東京センター長に就任
二〇〇九年、同名誉センター長
主な著書に、『高齢期の痴呆シリーズ［全五巻］』［中央法規出版、一九九二年］
『家族の介護　プロの介護』［法研、一九九九年］
『認知症を正しく理解するために』［マイライフ社、二〇〇五年］
『認知症診療のこれまでとこれから』［永井書店、二〇〇六年］
『認知症の知りたいことガイドブック』［中央法規出版、二〇〇六年］
『やさしく学ぶ認知症のケア』［永井書店、二〇〇八年］
『認知症――家族はどうしたらよいか』［池田書店、二〇〇九年］
『認知症診療の進め方』［永井書店、二〇一〇年］などがある。

認知症ケアの心
——ぬくもりの絆を創る——

二〇一〇年一一月一〇日　初　版　発　行
二〇二〇年　一　月二五日　初版第五刷発行

著　者　長谷川和夫

発行者　荘村明彦
発行所　中央法規出版株式会社
〒一一〇-〇〇一六　東京都台東区台東三-二九-一　中央法規ビル
営　業　TEL〇三-三八三四-五八一七　FAX〇三-三八三七-八〇三七
取次・書店担当　TEL〇三-三八三四-五八一五　FAX〇三-三八三七-八〇三五
編　集　TEL〇三-三八三四-五八一二　FAX〇三-三八三七-八〇三二
https://www.chuohoki.co.jp/

印刷・製本　株式会社太洋社
装丁・本文デザイン　大下賢一郎
カバー写真　清水知恵子

ISBN978-4-8058-3386-5
定価はカバーに表示してあります。